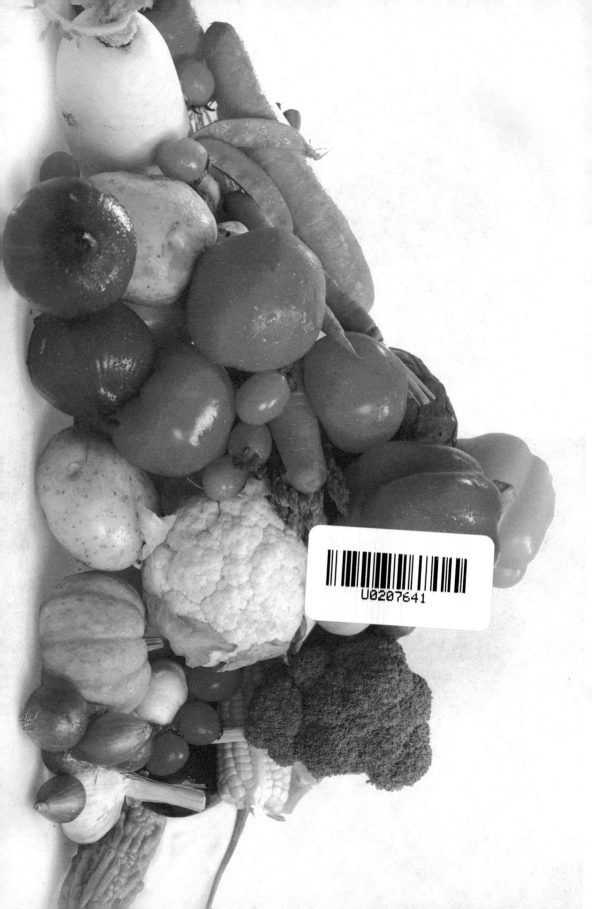

U0207641

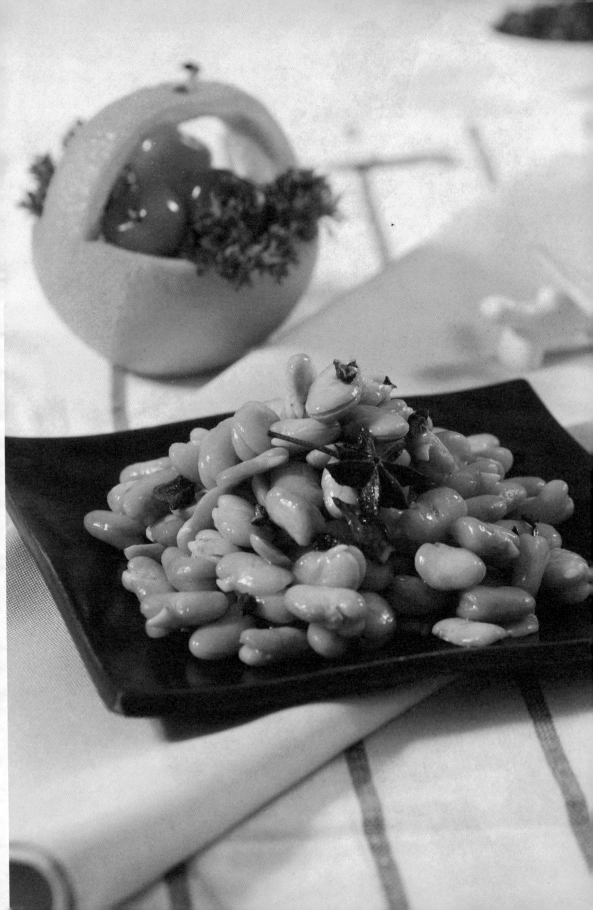

尚锦文化

吃对蔬菜
排好毒

第2版

林素菊　编著

卞嘉茗　修订

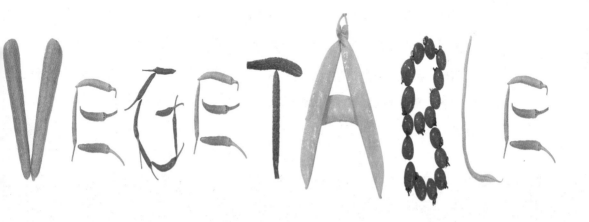

中国纺织出版社

前言

饮食是一种艺术，一种融合了各种感觉的艺术，色、香、味、形俱全，令人赏心悦目。而饮食又与健康密切相关。我国唐代名医孙思邈说："凡欲治病，先以食疗，即食疗不愈，后乃用药尔。"明代医药学家李时珍也说道："膳食者养生，不膳食者伤身。"英国著名作家萧伯纳享龄94岁，他曾说："大鱼大肉未必对身体有益。"西方医学之父波克莱斯也说："天然的食物是最好的医药。"相对于这些名家之言，我国民间的各种养生谚语同样充满了智慧："鱼生火、肉生痰，青菜萝卜保平安。""三天不吃青，眼睛冒金星。"从这里不难看出，蔬菜对平衡饮食乃至防病抗病有着不可忽视的作用，常食蔬菜对人体健康极为有益。

《中国居民膳食指南》指出，正常成人每天应摄入300～500克蔬菜，最好能有一半是深色蔬菜。蔬菜富含维生素、矿物质和膳食纤维，还含有能帮助人体抵抗有害物质侵害的活性成分。

编写本书的初衷，就是为了帮助读者了解身边常见的蔬菜，合理安排好家庭膳食。本书从解析蔬菜的营养入手，带领读者认识蔬菜的颜色、食用性质和味道，以及与人体健康的关系；指导读者如何根据自身体质食用对应的蔬菜，如何根据节气的变化选择合适的蔬菜养生；告诉读者蔬菜在保存、烹饪和搭配上有哪些宜忌。另外还针对一些常见病症，介绍了最适宜的保健蔬菜，力求呈现最佳食疗（饮食疗法）效果。

新鲜的蔬菜是公认的防病保健食物。本书图文并茂，精心挑选了80种常见蔬菜，如青翠的叶菜类、可口的果菜类、鲜嫩的花菜类、可果腹充饥的根茎菜类和其他种类等；详细介绍了每种蔬菜的上市季节、营养成分、健康功效、饮食宜忌、选购秘诀、保存要点、厨房妙招，还筛选推出了健康养生特效食谱、妙用食疗方等。

本书如同一个丰富多样的菜篮子，由读者任意选取，巧妙搭配；吃对蔬菜，全家健康。

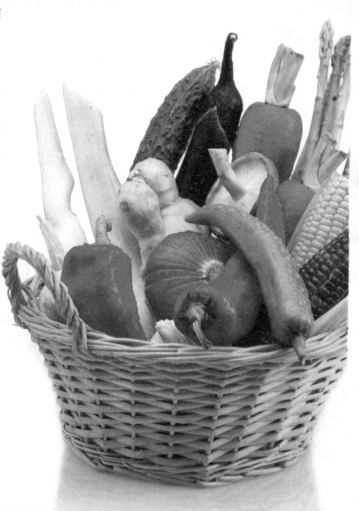

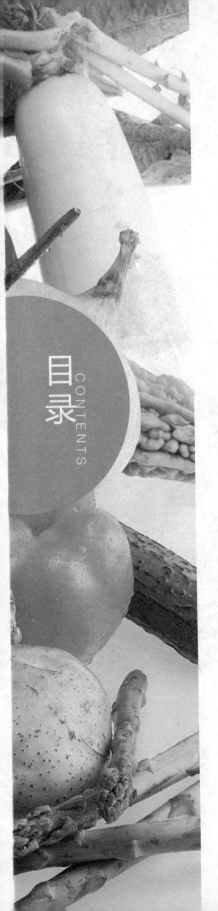

目录 CONTENTS

第三章　果菜类

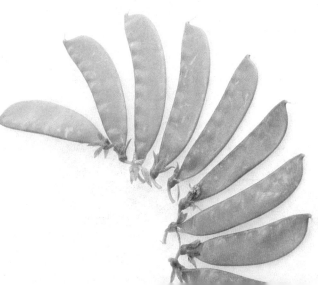

第四章 根菜类/茎菜类/花菜类

第五章 其他类别蔬菜

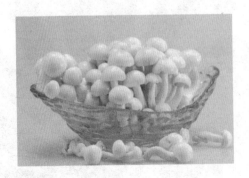

吃对蔬菜，健康加分

附录1
养护五脏的蔬菜速查/228

附录2
按拼音快速查找蔬菜/234

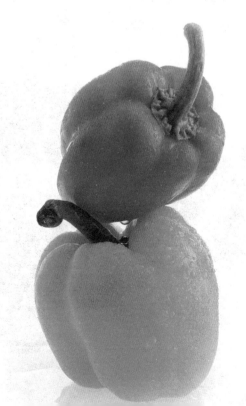

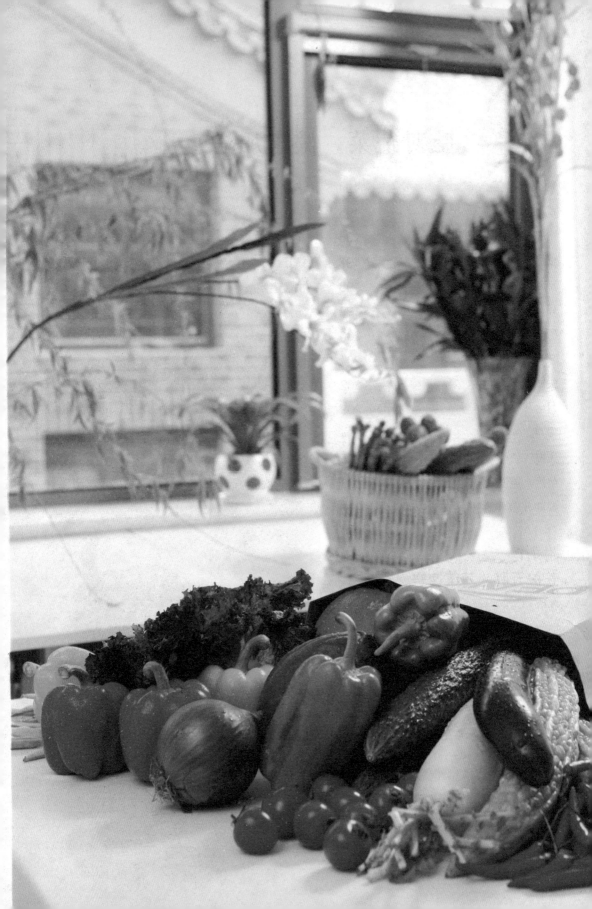

第一章

1

开启蔬菜健康密码

小小蔬菜也蕴含大大的养生学问，了解了这些，就能更好地选择适合自己的蔬菜。

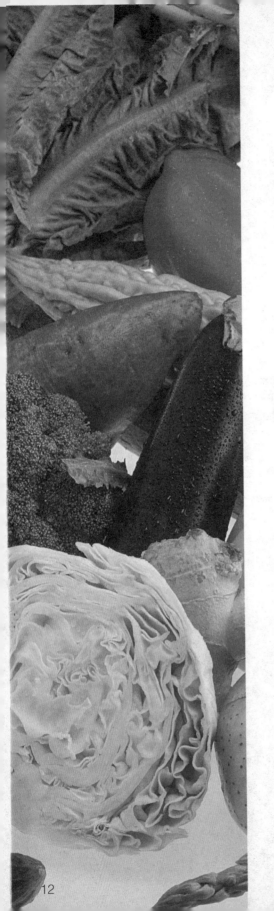

蔬菜营养全解析

"五谷为养，五果为助，五畜为益，五菜为充"，是《黄帝内经》中对饮食养生的最佳论述，其中的"五菜为充"可不仅仅是指蔬菜填饱肚子，还指蔬菜有丰富的维生素、矿物质和膳食纤维等营养成分，能使人的身体更健康、充实。

蛋白质和功能性成分

蔬菜中蛋白质含量并不低，像蘑菇类蔬菜中就含有大量优质蛋白质，可与鸡鸭鱼肉或禽蛋媲美。不少蔬菜中还含有对人体有特殊作用的功能性成分，如莴苣含有莴苣素，可刺激消化酶分泌，增进食欲，还有镇静催眠的作用，大蒜中的大蒜素有抗菌抗病毒作用，可用于预防感冒。

B族维生素

包括维生素B_1（硫胺素）、维生素B_2（核黄素）、维生素B_3（烟酸）、维生素B_5（泛酸）、叶酸在内的一个大家族，蔬菜中的叶酸含量尤为显著。对人体所起的作用，促进新陈代谢，维持各组织器官的正常生理功能。缺乏B族维生素会导致肌肉、骨骼、毛发、皮肤和各组织脏器的不良反应，出现易怒、焦虑、抑郁、记忆力减退、注意力不集中、失眠等亚健康症状。

维生素C

又叫"抗坏血酸"，是一种相当脆弱的维生素，遇水、热、光、氧、烟就会被破坏。烹饪中的加热处理、室外阳光直射、浸水等，都会让蔬菜的维生素C大幅度减少。

维生素C对人体所起的作用：增强免疫力，

促进骨胶原生成，维持皮肤弹性，防止牙龈出血，促进伤口更快愈合，促进钙、铁和叶酸的利用，改善脂肪和胆固醇的代谢。缺乏维生素C时，易感冒、疲劳乏力、易感染、牙龈易出血、易出现皮肤青紫、流鼻血、伤口愈合慢。

胡萝卜素

又叫"维生素A原"，被人体消化吸收后会转变为维生素A，维生素A存在于动物体内，而胡萝卜素存在于植物体内。

维生素A对人体所起的作用：维持视觉、上皮组织和骨骼的正常功能，增强免疫力。缺乏维生素A，会导致皮肤弹性下降、干燥、粗糙、失去光泽，易感冒或感染，易腹泻，对光线较暗的环境适应能力差，口腔溃疡。

矿物质

钙不仅维持骨骼健康，还能维持神经的正常功能，缺钙易引起肌肉痉挛、失眠、关节痛、龋齿和高血压，钙与磷以复合物的形式被人体吸收利用，2:1的比例最佳。

铁是血红蛋白的组成成分，缺铁会导致贫血、疲劳、恶心、食欲不振和对寒冷敏感。

镁参与蛋白质合成和肌肉收缩，缺镁会导致肌肉颤抖、乏力、心律不齐、惊厥、失眠等症状。

钾有助维持体液平衡，可促进神经和肌肉的健康，维护心脏功能，促进代谢废物的排出，缺钾会导致手脚发麻、精神冷漠、腹胀腹泻、思维混乱、易怒、恶心、呕吐等症状。

硒能增强免疫力，促进新陈代谢，维护男性生殖系统功能，缺硒易未老先衰、感染、男性精子活力下降、精神萎靡不振。

锌是生长发育的必需物质，可调节激素分泌，缓解压力，促进神经和大脑发育，缺锌则可能导致生育能力低下、抑郁、食欲不振、易感染、味觉和嗅觉不灵敏、皮肤油脂分泌较多。

膳食纤维

蔬菜中含有较多的膳食纤维，膳食纤维是碳水化合物的一种。叶菜类的纤维较细，根茎菜类的纤维较粗。膳食纤维有润肠通便、降低体内脂肪、血糖和胆固醇、平衡体内激素的作用，可有效防治便秘、消化道癌症、痔疮、乳腺癌、糖尿病、高血压、高血脂和各种结石病症，改善口腔和牙齿的功能，有利于减肥瘦身。

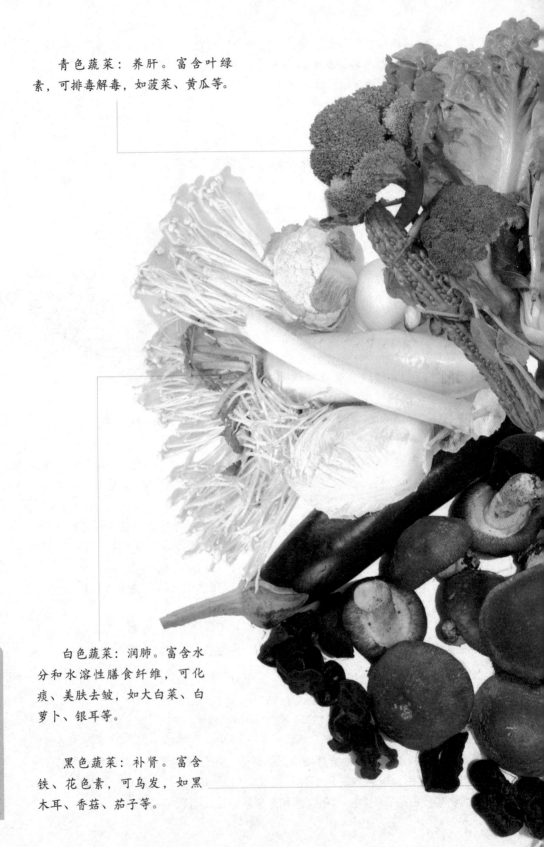

青色蔬菜：养肝。富含叶绿素，可排毒解毒，如菠菜、黄瓜等。

白色蔬菜：润肺。富含水分和水溶性膳食纤维，可化痰、美肤去皱，如大白菜、白萝卜、银耳等。

黑色蔬菜：补肾。富含铁、花色素，可乌发，如黑木耳、香菇、茄子等。

五色蔬菜补五脏

蔬菜的五色，即青、赤、黄、白、黑五种颜色，分别对应肝、心、脾、肺、肾五脏，营养相应的脏器。中医认为，人体的各个脏器之间互相关联，相生相克，如肝太旺伤脾、脾太旺伤肾、肾太旺伤心、心太旺伤肺、肺太旺伤肝。所以日常饮食中，五种颜色的蔬菜要均衡摄取，才能使人体各脏器协调，更有利于健康。蔬菜的颜色越深，营养价值越高。

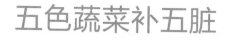
赤色蔬菜：护心。富含红色类胡萝卜素，可补血、生血、活血，如辣椒、番茄等。

黄色蔬菜：健脾。富含黄色类胡萝卜素，可促进消化，如玉米、胡萝卜等。

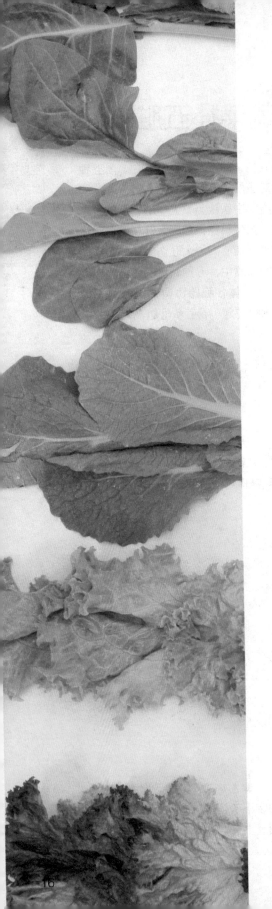

蔬菜也有四性五味

　　人们吃完蔬菜后会有不同的身体反应，根据这种反应将蔬菜分为寒、凉、温、热四种属性，介于这四者中间的为平性。

寒

　　清热泻火，能消除或减轻各种上火症状，体质偏热的人可多吃，阳气不足、体质虚寒的人则不宜过多食用。大部分生长在水里的蔬菜、马齿苋、苦瓜等都是寒性蔬菜。

凉

　　与寒性蔬菜功效相近，食用后所产生的反应没那么剧烈。菠菜、芹菜、小白菜等都是凉性蔬菜。

温

　　温暖组织脏器，有滋补作用，可消除或减轻怕冷的症状，适合体质偏寒的人食用。生姜、韭菜、大蒜、香菜等都是温性蔬菜。

热

　　与温性蔬菜功效相近，食用后反应更加剧烈。辣椒就是热性的蔬菜。

平

　　任何体质的人都可食用。黄花菜、豇豆、胡萝卜、玉米等都是性质平和的蔬菜。

蔬菜的五味是指酸、苦、甘、辛、咸，也是对应人体的五脏即肝、心、脾、肺、肾，起到相应的滋养作用，根据个人体质均衡摄取不同味道的蔬菜，才能达到保健功效。

入肝，有收敛、固涩的作用，能生津开胃、收敛止汗。过多食用易伤筋骨。豆类都是酸味蔬菜。

入心，去火除烦，清热解毒。脾胃虚弱者不宜过多食用。苦瓜、芥蓝等都是苦味蔬菜。

甘

入脾，促进消化，健壮身体。糖尿病患者宜少吃或不吃。玉米、甘薯都是甘味蔬菜。

辛

入肺，促进新陈代谢、散寒。过多食用伤津液、火气大。生姜、大葱、辣椒都是辛味蔬菜。

咸

入肾，疏通经络、润肠通便。过多食用会造成血压升高。海带、紫菜都是咸味蔬菜。

看体质选蔬菜

　　蔬菜有寒凉温热的不同食用性质，人也有阴虚、阳虚、气虚、血虚等不同的体质，按照自身的体质选择合适的蔬菜，才能使身体得到更好的滋养，而吃错了蔬菜有时候会导致某些不适。例如，皮肤干燥的人多吃点银耳，其中的胶质有很好的润肤效果，如果吃了引起身体燥热的大葱，则会加重干燥症状。

体质类型	表现	适宜蔬菜
平和质	面色、肤色润泽，头发稠密有光泽，目光有神，唇色红润，睡眠良好，食欲佳。性格开朗，较少生病，对环境的适应能力较强	各类蔬菜均衡搭配即可
阴虚质	皮肤干燥，眼睛干涩，面色发红，手脚心发热，喜欢吃凉的食物，经常便秘，容易失眠	有补阴作用的银耳、百合等
阳虚质	腹部、腰部、膝关节怕冷，手脚发凉，喜欢吃热烫的食物，吃凉的食物就不舒服，精神不振，睡眠较多	有补阳作用的韭菜、茴香、大蒜等

气虚质	脸色苍白、讲话声音低弱，容易气喘吁吁，食欲不振，有时候会出虚汗	有补气作用的山药、甘薯、四季豆等
血瘀质	皮肤粗糙，容易出现瘀青，脸色、口唇暗淡，常有黑眼圈，女性多有痛经症状	有活血化瘀作用的生姜、黑木耳、大蒜等
气郁质	容易受惊吓、焦虑不安、失眠、健忘，经常性的情绪低落和无缘无故叹气	有疏肝理气作用的芹菜、椿芽、茴香等。
痰湿质	皮肤油脂分泌较多，面色暗黄，痰多，容易困倦，还易关节酸痛、肠胃不适，不适应潮湿的环境	有祛痰利湿作用的冬瓜、白萝卜、百合等
湿热质	面部和鼻尖总是油油的，易生青春痘，常感到嘴巴发干发苦或有其他异味，身体某些部位易出现湿热症状	有清热去湿作用的苦瓜、扁豆等
特禀质	对花粉等过敏，易患哮喘，皮肤一抓就红等	有抗过敏作用的丝瓜、马齿苋等

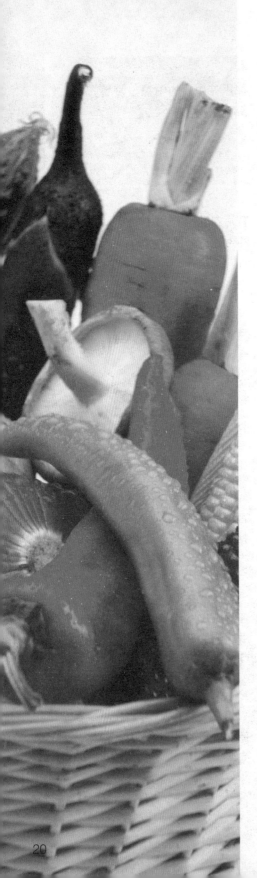

食用蔬菜有宜忌

保存时间不宜过久

很多人喜欢一周做一次大采购，把需要的蔬菜买回家储备着。要知道，蔬菜的很多营养成分在保存过程中会损失，如菠菜在20℃条件下放置一天，维生素C损失高达84%。蔬菜特性不同，保存方法也有不同，有些需要干燥保存，有些需要适度保湿，有些放入冰箱冷冻室会更有利于保持原有鲜度。

蔬菜在烹饪后放置过久，也会损失大量的营养物质。研究表明，炒好的蔬菜放置半小时，维生素C会减少30%，放置1小时减少50%。煮熟的蔬菜随着时间的推移，其中的亚硝酸盐含量也会大大上升，这是一种进入人体后会诱发致癌物的物质。所以，熟菜也要尽快食用。

保留富含营养的部位

很多人在做菜的时候会丢掉芹菜叶、莴苣叶、茄子皮，其实很多重要的营养成分都存在于这些部位。芹菜叶中的胡萝卜素含量是叶柄的88倍，维生素C含量是叶柄的13倍，维生素B_1含量是叶柄的17倍，茄子皮含有大量的生物活性物质类黄酮，科学的方法是将整棵蔬菜清洗干净后各部分一起烹饪。

还有一个普遍现象，就是做馅料的时候把菜汁挤掉，造成很多水溶性维生素损失。有一个小技巧，切好菜后先拌入适量油，再加盐和其他调料，这样油在蔬菜表面形成一层隔水膜，像一个保护罩一样，就不会有那么多汁水渗出了。

先洗后切

蔬菜中的很多维生素是水溶性的，切后再洗，或浸泡的时间过长，会使其溶解于水中，造成营养损失。随切随炒，切忌切好后放置过久，因为氧气、高温和阳光直射都会使胡萝卜素、维生素C快速降解。

大火快炒

　　蔬菜中很多营养成分，尤其是维生素C、维生素B_1都不耐高温，用大火快炒的方式可以减少营养损失。为使菜梗易熟，可先炒菜梗，再放菜叶一起炒，将菜梗划上几刀，会熟得较快。如果是用熬煮的烹饪方式，等水煮沸后再将蔬菜放入，可以减少维生素的损失。加适量醋，也有利于维生素的保存。

生熟搭配，营养加倍

　　有些蔬菜生吃和熟吃所提供的营养成分是不同的。比如，番茄中有延缓衰老作用的番茄红素，只有将番茄煮熟了才能更好地被人体吸收利用。但如果想摄取其中丰富的维生素C，使皮肤更漂亮，生吃的效果会更好，因为维生素C在烹饪过程中极易损失。

适宜生吃的蔬菜

　　白萝卜、番茄、生菜、黄瓜、油麦菜、圆白菜等适宜生吃。生吃前务必清洗干净，可以自制蔬菜汁，也可以加适量醋、盐、橄榄油等凉拌，或蘸酱食用。

需要用水焯的蔬菜

　　西蓝花、菜花等花菜类焯过后口感更好，丰富的膳食纤维也更容易被消化；菠菜、竹笋、茭白等含草酸较多的蔬菜更要焯一下，因为草酸会干扰人体对钙的吸收；马齿苋等野菜焯一下，可彻底去除尘土和小虫，还能防止过敏。

煮熟才能吃的蔬菜

　　含淀粉的蔬菜，如土豆、芋头、山药等必须熟吃，否则其中的淀粉粒不破裂，人体无法消化；豆类蔬菜烹饪时一定要煮熟透变色，否则食用后容易中毒。

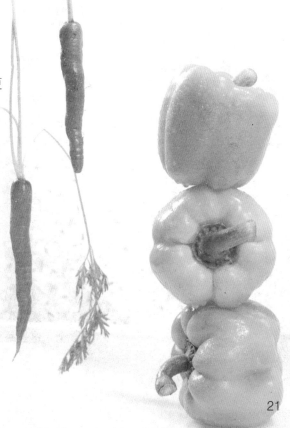

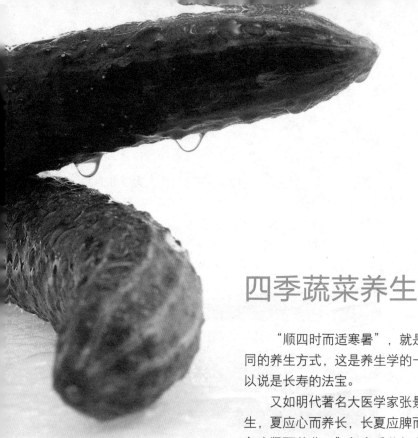

四季蔬菜养生

"顺四时而适寒暑",就是说跟着天气节律采取不同的养生方式,这是养生学的一条极重要的原则,也可以说是长寿的法宝。

又如明代著名大医学家张景岳所说:"春应肝而养生,夏应心而养长,长夏应脾而养化,秋应肺而养收,冬应肾而养藏。"每个季节都有其最适宜食用的良蔬佳菜,吃应季的蔬菜最养生。一种蔬菜为什么生长在秋季而不长在春季,是有其道理的,万事万物都是相互联系的。

春宜养阳,抗病毒,多吃甘味蔬菜

春寒料峭,阳气不足就会出现怕冷、易感冒的现象,应当多吃一些温补阳气的蔬菜,如韭菜、椿芽、茴香等,还要多吃一些能够增强免疫力的蔬菜,如蘑菇类,富含维生素C的蔬菜,如番茄。春季为肝气升发的时候,肝气过旺会影响到脾,容易出现脾胃虚弱的症状,酸入肝、甘入脾,应当多吃一些甘味蔬菜,如胡萝卜、菜花、大白菜等。

夏宜养津液,多吃清热解暑的蔬菜

夏季出汗过多,损耗津液,要多吃一些富含水分、维生素和矿物质的蔬菜,维持人体内水分和电解质的平衡,这些蔬菜有番茄、黄瓜、丝瓜、小白菜、西葫芦、荸荠等。夏季天气炎热，很容易中暑，需要多吃一些清热解暑的蔬菜，很多带有苦味的蔬菜去火作用强，如苦瓜、莴苣、马齿苋。

秋宜润肺去燥，少吃辛辣味蔬菜，多吃酸味蔬菜

秋季气候干燥，需要吃一些润肺去燥的蔬菜，如银耳、百合、莼菜、白萝卜等。辛入肺、酸入肝，为防止秋季肺气过于旺盛而损伤了肝脏，可以多吃一些带酸味的蔬菜，如番茄、豆类等。

冬宜补肾，多吃富含糖类的蔬菜

冬季人体热量消耗大，是积蓄阳气的时候，适宜多吃一些补肾壮阳的蔬菜，如豇豆、海带、牛蒡等，还要多吃一些富含糖类的蔬菜，给人体提供充足的能量，如山药、甘薯、土豆、芋头都是很好的选择。

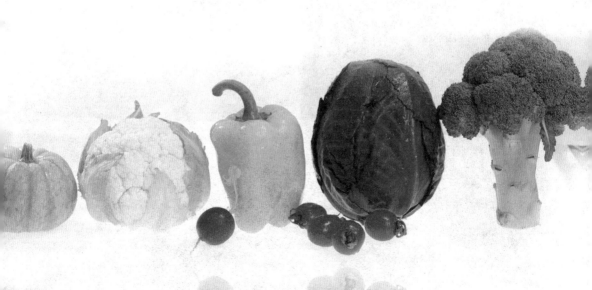

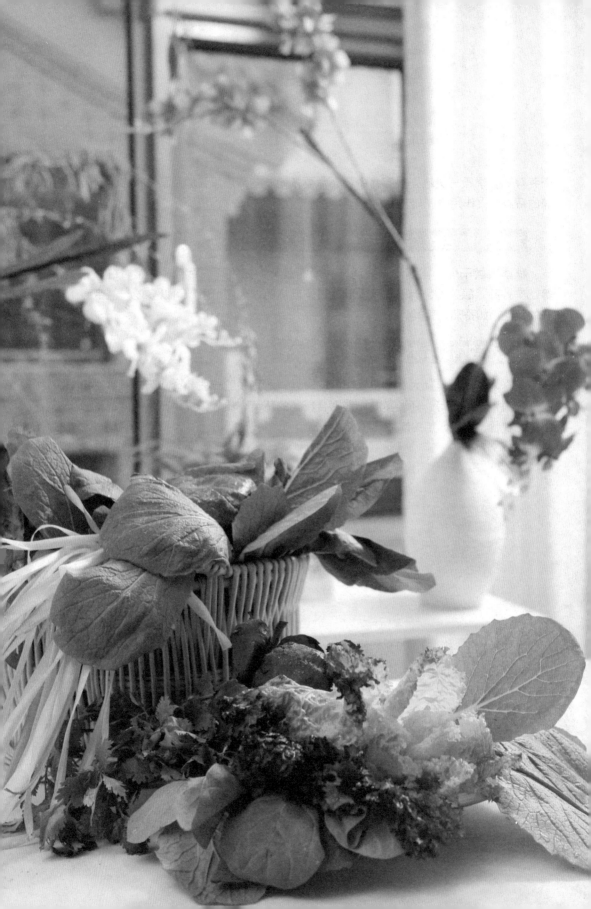

第二章

叶菜类

含有较多的叶绿素、维生素和矿物质，叶酸含量高，纤维较细，硝酸盐含量较高，这类蔬菜极易受有害物质污染，清洗时要仔细。

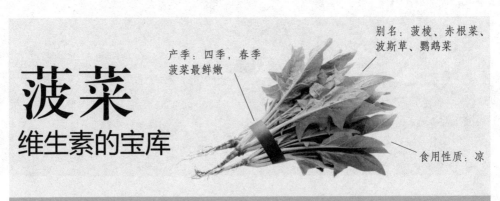

别名：菠棱、赤根菜、波斯草、鹦鹉菜

产季：四季，春季菠菜最鲜嫩

食用性质：凉

菠菜
维生素的宝库

主要营养成分：叶酸、胡萝卜素、维生素C、维生素E、膳食纤维、各种矿物质

菠菜有2000多年栽培历史，公元627~649年从波斯传入唐朝。菠菜叶绿根红，像极鹦鹉的嘴巴。相传乾隆皇帝到江南微服出游时，在百姓家中吃到一道可口的菜，菜名为"金镶白玉板，红嘴绿鹦哥"，这其实就是菠菜烧豆腐的美名。

菠菜富含多种维生素，据研究表明，女性每天吃30克左右的新鲜菠菜，比吃1250毫克的维生素C或喝3杯红葡萄酒的抗衰老效果更好。古代阿拉伯人也称菠菜为"蔬菜之王"。

✳ 健康功效

在绿叶蔬菜中菠菜的叶酸含量最高，如果5个月无法正常摄入叶酸，人会出现健忘、焦虑等症状，孕妇缺乏叶酸还会诱发宫颈癌和导致胎儿畸形。

菠菜含有较多的胡萝卜素，能维护视力和上皮细胞的健康，提高预防传染病的能力。

菠菜富含铁和维生素C，对缺铁性贫血有较好的辅助治疗作用。

菠菜中的铬及一种类似胰岛素的物质，可保持血糖稳定。

🍴 饮食宜忌

菠菜适合孕妇、便秘者及糖尿病患者食用。

菠菜性凉，故脾胃虚寒、泄泻以及小儿脾弱者不宜过多食用。菠菜含有大量草酸，肾炎、各种结石患者不宜过多食用。

生菠菜不宜与豆制品搭配食用，会形成草酸钙，不易被人体吸收。

🛒 选购秘诀

以整棵翠绿、茂密，菜梗红短，叶柄肥嫩柔脆，叶子新鲜有弹性的为佳。

🍱 保存要点

菠菜摘下后，营养成分开始减少，4~8天内会损失近一半的叶酸，胡萝卜素也会降到原有含量的54%左右，将其用保鲜膜包裹后放冰箱冷藏，可以最大程度避免营养损失。

🍳 厨房妙招

烹饪前，先将菠菜用开水烫一下，可除去80%的草酸。烹饪过程中，注意不要煮太烂、炒过火，以免营养流失。

菠菜性寒凉，烹饪时可加些姜丝或芥末。

菠菜根不要丢弃，可以加些酱汁，凉拌后食用，十分可口鲜美。

补血养颜特效食谱

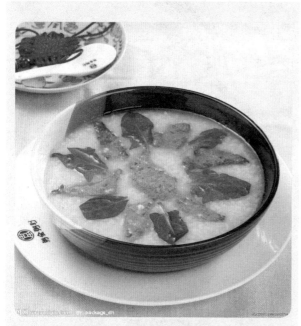

菠菜猪肝汤

原料 猪肝200克，菠菜250克，香油、盐、酱油、味精各适量。

做法 将猪肝洗净，切薄片。将菠菜洗净，切成段，根部剖成四开。锅中加一大碗清水，大火烧开后把猪肝一片片分开下锅，加入少许酱油、盐，等汤煮开后再加入菠菜（先放菜梗后放菜叶），等到再煮开后，加味精、香油即可。

实用小偏方

　　菠菜250克，放在沸水中焯过，捞起切段，加香油、芝麻酱、醋、盐调味即可；也可用菠菜50克，加适量黑芝麻炒熟食用。适用于辅助食疗便秘。

　　鲜菠菜根150克，加鸡内金15克，用清水煎煮，取汁，每日服用3次，用于辅助食疗糖尿病。

每100克菠菜营养素含量

水分 (克)	91.2
热量 (千卡)	24
蛋白质 (克)	2.6
脂肪 (克)	0.3
糖类 (克)	4.5
膳食纤维 (克)	1.7
胡萝卜素 (微克)	2920
维生素B_1 (毫克)	0.04
维生素B_2 (毫克)	0.11
维生素B_5 (毫克)	0.6
维生素C (毫克)	32
维生素E (毫克)	1.74
叶酸 (微克)	116.7
钙 (毫克)	66
磷 (毫克)	47
钾 (毫克)	311
钠 (毫克)	85.2
镁 (毫克)	58
铁 (毫克)	2.9
锌 (毫克)	0.85
硒(微克)	0.97
铜 (毫克)	0.1
锰 (毫克)	0.66

注：1千卡=4.184千焦

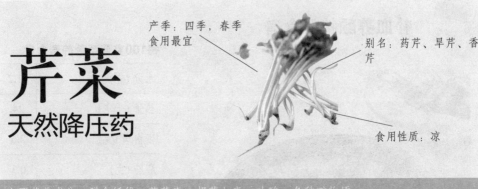

芹菜
天然降压药

产季：四季，春季食用最宜

别名：药芹、旱芹、香芹

食用性质：凉

主要营养成分：膳食纤维、芹菜素、胡萝卜素、叶酸、各种矿物质

芹菜原产于地中海和中东地区，古代希腊人和罗马人将其用于调味，我国在古代用于医药，称其为"厨房里的药物"。在美国，生芹菜常用来做开胃菜或沙拉，这种食用方法是十分科学的，研究表明芹菜的降压作用在炒熟后明显降低，最好生吃或凉拌，连叶带茎一起嚼食。

✳ 健康功效

芹菜中所含的黄酮类物质芹菜素，有降压、镇静作用，对原发性、妊娠性、更年期高血压均有一定效果，还可辅助治疗血管硬化、神经衰弱。

芹菜富含粗纤维，可抑制致癌物质生成，预防胃肠道癌症。

芹菜中大量的钾可促进人体内钠盐排出，利尿消肿。

🍴 饮食宜忌

芹菜特别适合女性、高血压和糖尿病患者食用。

芹菜含有的粗纤维较多，且性凉，故脾胃虚寒、大便溏薄以及小儿脾弱者不宜过多食用。芹菜食用过多会抑制睾丸酮的生成，减少精子数量，育龄男子要少吃。

芹菜叶的营养成分比叶柄高，其中胡萝卜素含量是叶柄的88倍，维生素C含量是叶柄的13倍，维生素B$_1$含量是叶柄的17倍，食用时不可将芹菜叶丢弃。

芹菜含有光敏物质，食用后不宜马上晒太阳，易留晒斑。

📋 选购秘诀

菜叶翠绿不枯黄且有光泽，菜梗粗壮坚硬、不发空，茎部肥厚的是好芹菜。

🍲 保存要点

用保鲜膜将芹菜茎叶部分包严，根部朝下竖直放入清水中，可保证1周不黄不蔫，也可将芹菜叶摘除，清水洗净后切成大段，用保鲜盒或保鲜袋装好，放入冰箱冷藏，随吃随取。

🔪 厨房妙招

将芹菜用沸水焯烫，除了可以使其颜色翠绿，还可减少烹饪时间，降低菜吸收油脂的能力。

将面包和一根新鲜的芹菜一起包在保鲜膜里，可以延长面包的保鲜期。

降压通便特效食谱

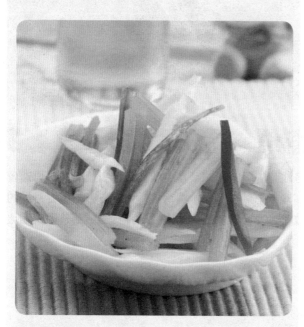

每100克芹菜营养素含量

水分 (克)	93.1
热量 (千卡)	20
蛋白质 (克)	1.2
脂肪 (克)	0.2
糖类 (克)	4.5
膳食纤维 (克)	1.2
胡萝卜素 (微克)	60
维生素B_1 (毫克)	0.02
维生素B_2 (毫克)	0.06
维生素B_5 (毫克)	0.4
维生素C (毫克)	8
维生素E (毫克)	1.32
叶酸 (微克)	13.6
钙 (毫克)	80
磷 (毫克)	38
钾 (毫克)	206
钠 (毫克)	159
镁 (毫克)	18
铁 (毫克)	1.2
锌 (毫克)	0.24
硒 (微克)	0.57
铜 (毫克)	0.09
锰 (毫克)	0.16

鲜笋拌芹菜

原料 嫩竹笋100克，芹菜100克，盐、鸡精、香油各适量。

做法 将竹笋煮熟后切片；芹菜切段，开水略焯，沥干水分后与竹笋片混合，加入盐、鸡精、香油调味即可。

实用小偏方

芹菜适量，洗净，捣烂，取汁，加红糖拌匀服用，用于大便出血的辅助食疗。

芹菜根60克，用清水煎煮，取汁，加入2个鸡蛋，煮熟服用，用于产后出血的辅助食疗。

芹菜适量，捣烂，取汁，加醋拌匀服用并外搽于患处，用于流行性腮腺炎的辅助治疗。

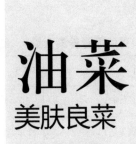
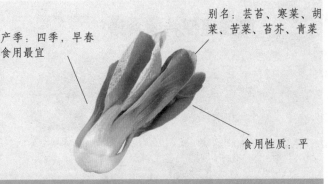

油菜
美肤良菜

产季：四季，早春食用最宜

别名：芸苔、寒菜、胡菜、苦菜、苔芥、青菜

食用性质：平

主要营养成分： 叶酸、胡萝卜素、维生素C、膳食纤维、各种矿物质

中国和印度是世界上最早栽培油菜的国家。油菜是美肤良菜，唐代名医孙思邈曾有一次额角长了肿块，眼睛都睁不开，忽然想起《本草纲目》中有芸苔治风游丹肿的记载，于是就取它的叶子捣烂了敷在患处，肿块很快就消散了，这里的芸苔即我们通常所说的油菜。

✳ 健康功效

油菜富含维生素C、胡萝卜素和钙、铁，可维持人体黏膜及上皮组织正常生长，对于抵御皮肤过度角质化有很大帮助。

油菜富含膳食纤维，且纤维质较细，可改善便秘症状，肠胃不好者也适宜食用，又因其富含叶酸，十分适合孕期便秘者食用。

🍴 饮食宜忌

油菜特别适合孕妇、便秘者、口腔溃疡者及皮肤状况不好者食用。

油菜和蘑菇搭配食用，能更好地发挥瘦身、美肤的作用。油菜和虾仁搭配食用，能促进两者的营养更好地被人体吸收。

隔夜熟油菜中致癌物亚硝酸盐含量大大上升，不宜再食用。

🛒 选购秘诀

根部结实修长、菜叶油亮鲜绿、叶肉肥厚的油菜品质较好，两指轻轻一掐即断者为嫩油菜。

🏠 保存要点

油菜不耐贮存，保鲜膜包裹放冰箱冷藏可保存24小时。

✂ 厨房妙招

油菜的叶子较柔软，不用切得太细，这样可避免烹饪过程中营养成分流失过多，而茎部需要较长时间才能熟透，可以切得细些。

油菜宜现切现做，大火爆炒，这样既能保持鲜脆的口感，又能最大程度减少营养成分的损失。

美肤特效食谱

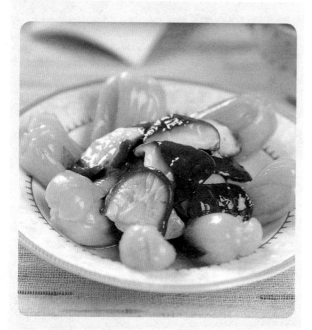

香菇油菜

原料 油菜200克，香菇5朵，白糖、盐、料酒各适量。

做法 油菜从根部切开，在沸水中焯一下，沥干水分；香菇用温水泡发，去蒂、洗净。将香菇放入锅内，加白糖、料酒，大火烧5分钟，再放入油菜、盐稍煮即可。

实用小偏方

　　油菜叶捣烂，取汁1杯，加蜂蜜和适量水拌匀服用，用于痢疾的辅助食疗。

　　油菜、胡萝卜、野菊花各30克，用适量清水煎煮后服用，适合心肌炎患者食用。

　　将新鲜菜叶捣烂敷于患处，见干立即更换，可用于无名肿块的辅助治疗。

每100克油菜营养素含量

水分 (克)	92.9
热量 (千卡)	23
蛋白质 (克)	1.8
脂肪 (克)	0.5
糖类 (克)	3.8
膳食纤维 (克)	1
胡萝卜素 (微克)	620
维生素B_1 (毫克)	0.04
维生素B_2 (毫克)	0.11
维生素B_5 (毫克)	0.7
维生素C (毫克)	36
维生素E (毫克)	0.88
叶酸 (微克)	103.9
钙 (毫克)	108
磷 (毫克)	39
钾 (毫克)	210
钠 (毫克)	55.8
镁 (毫克)	22
铁 (毫克)	1.2
锌 (毫克)	0.33
硒 (微克)	0.79
铜 (毫克)	0.06
锰 (毫克)	0.23

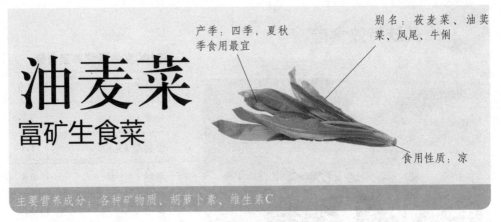

油麦菜

富矿生食菜

产季：四季，夏秋季食用最宜

别名：莜麦菜、油荚菜、凤尾、牛俐

食用性质：凉

主要营养成分：各种矿物质、胡萝卜素、维生素C

油麦菜在有的地方又叫苦菜，实际上并不是苦菜，是近年来蔬菜市场上出现的一个新面孔，以嫩梢、嫩叶为食用部位的尖叶型叶用莴苣，营养价值远高于普通莴苣，吃法与另一个品种的叶用莴苣——生菜相同，可生吃，也可炒熟了或做汤吃。

✳ 健康功效

油麦菜的营养价值比生菜高，更远远优于莴苣，主要是含矿物质丰富，如钙含量比生菜高1.9倍、比莴苣高2倍，锌含量分别比生菜和莴苣高86%和33%，铁含量分别比生菜和莴苣高50%和33%，硒含量分别比生菜和莴苣高22%和1.8倍。

油麦菜中的矿物质和维生素具有增强人体免疫力的作用，可降低胆固醇、治疗神经衰弱、清燥润肺、化痰止咳。生吃油麦菜对健康更有利。

🍴 饮食宜忌

油麦菜特别适合女性、儿童、老人、肥胖者、感冒咳嗽患者食用。

由于油麦菜性较寒凉，脾胃虚弱、尿频的人要少吃。

🛒 选购秘诀

根部短、分节少、叶子鲜绿的油麦菜较嫩。

🔺 保存要点

油麦菜不耐贮存，不要一次购买过多，如果要保存，可以将其用保鲜膜包裹后放冰箱冷藏。油麦菜对乙烯极为敏感，保存时应远离苹果、梨、香蕉，以免诱发赤褐斑点。

🍳 厨房妙招

油麦菜炒的时间不能过长，断生即可，否则会影响菜的口感和鲜艳的色泽。海鲜酱油、生抽不能放得太多，否则菜会失去清淡的口味。

防感冒特效食谱

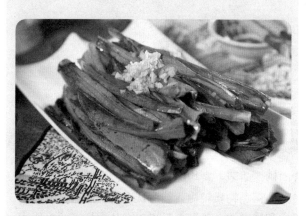

每100克油麦菜营养素含量

水分 (克)	95.7
热量 (千卡)	15
蛋白质 (克)	1.4
脂肪 (克)	0.4
糖类 (克)	2.1
膳食纤维 (克)	0.6
胡萝卜素(微克)	360
维生素B_2 (毫克)	0.1
维生素B_3 (毫克)	0.2
维生素C (毫克)	20
叶酸 (微克)	77.9
钙 (毫克)	70
磷 (毫克)	31
钾 (毫克)	100
钠 (毫克)	80
镁 (毫克)	29
铁 (毫克)	1.2
锌 (毫克)	0.43
硒(微克)	1.55
铜 (毫克)	0.08
锰 (毫克)	0.15

蒜蓉油麦菜

原料 油麦菜300克，蒜末20克，植物油、盐、味精各适量。

做法 油麦菜择洗干净，切段。锅内倒油，烧热，放入油麦菜，加入味精和盐，炒到油麦菜碧绿，放入蒜末即可。油麦菜炒软烂了不好吃，所以宁可欠点火也不能过火。

▶▶▶ **健脑**特效食谱

翡翠鲑鱼卷

原料 鲑鱼肉300克，油麦菜250克，冬笋条50克，火腿条、韭黄、盐、胡椒、高汤、植物油各适量。

做法 将鲑鱼切成片状，用调料腌过。将腌好的鲑鱼片，卷入冬笋条、火腿条，用烫软的韭黄扎好。将鲑鱼卷泡上嫩油[1]，摆放在盘子中间，将油麦菜用高汤烫熟，摆放在盘子周围即可。

注①："嫩油"是"热油"的五成热，用凉木筷子放锅中，约有10余个泡围着筷子即为"嫩油"。

豆豉鲮鱼油麦菜

原料 油麦菜200克，豆豉鲮鱼罐头1个，香葱、生姜、大蒜、味精、植物油各适量。

做法 将油麦菜洗净，切成段；大蒜切末。锅内倒油，烧热，放入香葱、生姜，煸出香味，加入油麦菜、豆豉鲮鱼翻炒，再倒入蒜末、味精即可。

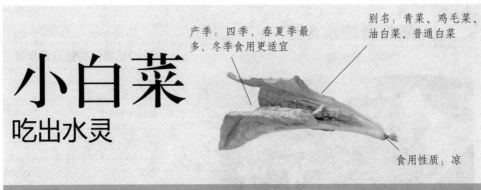

小白菜
吃出水灵

产季：四季，春夏季最多，冬季食用更适宜

别名：青菜、鸡毛菜、油白菜、普通白菜

食用性质：凉

主要营养成分： 胡萝卜素、维生素C、叶酸、膳食纤维、各种矿物质

小白菜是大白菜的变种，所含的钙、胡萝卜素均比大白菜高，所含的糖类物质略低于大白菜。冬季温度较低，小白菜的糖类物质转为我们所认识的一般意义上的糖，油脂含量增加，可溶性蛋白质、不饱和脂肪酸、磷脂含量增加，从而提高耐旱能力，吃起来软糯可口、清香鲜美、带有甜味。

✽ 健康功效

小白菜中含有大量胡萝卜素，比豆类、番茄、瓜类都多，并且还有丰富的维生素C，进入人体后，可促进皮肤细胞代谢，防止皮肤粗糙及色素沉着，使皮肤光洁。

小白菜富含膳食纤维，可与胆固醇代谢物胆酸结合，促使其排出体外，以减少动脉粥样硬化的形成，从而保持血管弹性。这些粗纤维还促进大肠蠕动，促使大肠内毒素的排出，达到防癌抗癌的目的。

🍴 饮食宜忌

小白菜特别适合女性及肺热咳嗽、心烦胸闷者食用。

小白菜性凉，脾胃虚寒、大便溏泻者不宜多吃，更不宜生吃。

🛒 选购秘诀

菜叶鲜绿而有光泽，茎白而肥厚者佳。

🍲 保存要点

不要一次购买过多，如果要保存，将其用保鲜膜包裹后放冰箱冷藏，可以保鲜1~2天。

🍴 厨房妙招

烹饪宜用大火快炒，可减少营养损失。

将小白菜用沸水焯烫后略浇些酱汁，这是最可口，也是最能保留住营养的烹饪方式。

补水特效食谱

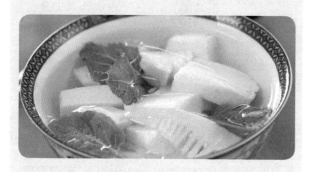

每100克小白菜营养素含量

水分 (克)	94.5
热量 (千卡)	15
蛋白质 (克)	1.5
脂肪 (克)	0.3
糖类 (克)	2.7
膳食纤维 (克)	1
胡萝卜素 (微克)	1680
维生素B$_1$ (毫克)	0.02
维生素B$_2$ (毫克)	0.09
维生素B$_3$ (毫克)	0.7
维生素C (毫克)	28
维生素E (毫克)	0.7
叶酸 (微克)	43.6
钙 (毫克)	90
磷 (毫克)	36
钾 (毫克)	178
钠 (毫克)	73.5
镁 (毫克)	18
铁 (毫克)	1.9
锌 (毫克)	0.51
硒(微克)	1.17
铜 (毫克)	0.08
锰 (毫克)	0.27

菜秧豆腐汤

原料 小白菜200克，豆腐150克，笋片少许，盐、鸡精、清汤、色拉油各适量。

做法 将小白菜洗净，切成3厘米长的段；豆腐切成片，放入沸水中烫片刻，捞出沥去水。锅置火上，倒入色拉油、清汤，烧沸后，加入小白菜、豆腐片、笋片，再烧沸后，加入盐、鸡精，起锅倒入汤碗中即成。

小白菜蛋花汤

原料 小白菜100克，猪瘦肉50克，鸡蛋1个，盐、胡椒、香油各适量。

做法 猪瘦肉洗净，切丝；鸡蛋打入碗中，加盐，搅拌均匀。锅内放入适量清水，大火烧开，放入肉丝煮3分钟，加入小白菜和盐、胡椒、香油煮1分钟，淋上打散的蛋液即可。

实用小偏方

　　小白菜100克，豆腐150克，用适量清水煮汤食用，可用于发烧的辅助食疗。

　　小白菜150克，薏米100克。薏米煮稀粥，加洗净切好的小白菜，稍煮即可，不加或加适量盐食用，每日2次。适合急性肾炎水肿少尿者食用。

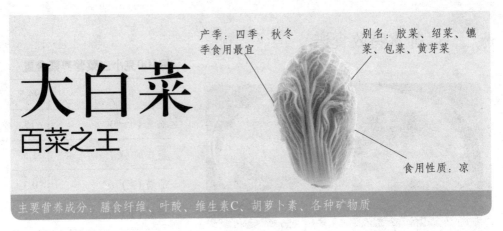

产季：四季，秋冬季食用最宜

别名：胶菜、绍菜、镳菜、包菜、黄芽菜

食用性质：凉

大白菜
百菜之王

主要营养成分：膳食纤维、叶酸、维生素C、胡萝卜素、各种矿物质

　　大白菜是地道的"中国产"，考古发掘西安半坡遗址出土的陶罐中，就曾发现过白菜子。我国古代称大白菜为"菘"，在民间有"鱼生火，肉生痰，白菜豆腐保平安"之说，故大白菜又有"百菜之王"的美称。清朝光绪年间，山东胶州出产的大白菜还漂洋过海送到日本东京博览会展出，白菜也自那时传入日本。

✳ 健康功效

　　大白菜中有一种叫吲哚-3-甲醇的化合物，有助于分解和乳腺癌有关的雌激素，降低乳腺癌的发病率。

　　大白菜含有丰富的粗纤维和维生素，能促进身体排毒，并起到很好的护肤养颜作用。

🍴 饮食宜忌

　　大白菜特别适合女性、老人及发烧者食用。

　　大白菜性凉，脾胃虚寒、大便溏泻者不可食用过多。

　　不要吃烂白菜，因为大白菜在腐烂的过程中亚硝酸盐含量上升，亚硝酸盐是一种致癌物质。

🛒 选购秘诀

　　外形整齐，大小均匀，包心紧实，有重量感，用手捏手感坚实，叶片新鲜水嫩。

🍲 保存要点

　　保存前先晾晒下，最外面的菜叶微蔫为止，保鲜膜包裹放冰箱冷藏，及时撕去烂叶。

🔪 厨房妙招

　　大白菜从生长到包心至少需要2~3个月的时间，其间需要施肥、治虫，会有农药、微生物残留，一定要将菜叶一张张扒开清洗干净。

　　切大白菜时顺其纹理切，这样大白菜容易熟，容易入味，维生素损失也少。

　　大白菜在沸水中稍微焯烫即可，烫得太软烂就不好吃了。

瘦身养颜特效食谱

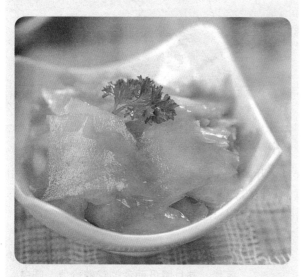

每100克大白菜营养素含量

水分 (克)	94.6
热量 (千卡)	17
蛋白质 (克)	1.5
脂肪 (克)	0.1
糖类 (克)	3.2
膳食纤维 (克)	0.8
胡萝卜素 (微克)	120
维生素B_1 (毫克)	0.04
维生素B_2 (毫克)	0.05
维生素B_5 (毫克)	0.6
维生素C (毫克)	31
维生素E (毫克)	0.76
叶酸 (微克)	14.8
钙 (毫克)	50
磷 (毫克)	31
钠 (毫克)	57.5
镁 (毫克)	11
铁 (毫克)	0.7
锌 (毫克)	0.38
硒 (微克)	0.49
铜 (毫克)	0.05
锰 (毫克)	0.15

醋熘白菜

原料 大白菜300克，香菜少许，色拉油、香醋、盐、鸡精、水淀粉各适量。

做法 大白菜洗净，去叶留梗，切成厚片。锅置火上，加入适量清水烧沸，放入大白菜焯水，倒入漏勺沥去水分。将香醋、鸡精、盐、水淀粉加入碗中，调成均匀的味汁。锅内入油烧热，放入大白菜略煸炒后，倒入味汁，翻炒装盘，撒上香菜即成。

实用小偏方

感冒时，可用大白菜根加红糖、生姜和适量清水煮汤，趁热喝；或用白菜根3个，大葱根7个，用清水煎取浓汁后加红糖拌匀，趁热喝，盖被出汗即见效。

白菜250克，切碎，投入沸水中，煮沸去生味，加香油、盐、味精拌匀，可用于小便不利的辅助食疗。

大白菜适量，洗净，切碎，加适量清水煎取浓汁，每晚睡前洗冻疮患处，连洗数日即见效。

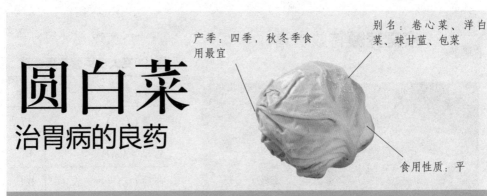

圆白菜

治胃病的良药

产季：四季，秋冬季食用最宜

别名：卷心菜、洋白菜、球甘蓝、包菜

食用性质：平

主要营养成分：叶酸、维生素C、膳食纤维、各种矿物质

圆白菜起源于地中海沿岸，16世纪开始传入中国。西方人用圆白菜治病，就像中国人用白萝卜治病一样常见。在欧洲还流传着这样一个故事，一个司机感染了地中海特有的寄生虫，生吃圆白菜后竟然将这些虫子拉出来了。

✱ 健康功效

圆白菜富含叶酸，可以有效预防巨幼细胞贫血和胎儿畸形，特别适合孕期妇女食用。

圆白菜富含维生素C，能防止皮肤色素沉淀，减少雀斑，延缓老年斑的出现。圆白菜中含有维生素U，能促进胃、十二指肠溃疡的愈合，新鲜菜汁对胃病有治疗作用。圆白菜中的维生素C和维生素U都不耐高温，为了保证营养成分的利用率，最好生吃。

圆白菜中含有较多的微量元素钼，能抑制致癌物亚硝胺的合成，具有一定的抗癌作用。此外，圆白菜中的果胶及大量粗纤维能促进排便，排出肠内毒素，达到防癌的目的。

🍴 饮食宜忌

圆白菜特别适合动脉硬化、孕妇及有消化溃疡者食用。

圆白菜含有的粗纤维量多，且质硬，故脾胃虚寒、腹泻以及小儿脾弱者不宜多吃，腹腔和胸外科手术后、胃肠溃疡出血特别严重时及患肝病时不宜食用。

圆白菜富含膳食纤维，与具有通便效果的蜂蜜一起食用，易引起腹泻、腹痛的症状，并且降低两者的营养价值。圆白菜与黄瓜一起生食，则黄瓜所含的维生素C分解酶会破坏圆白菜中的维生素C。

🛒 选购秘诀

新鲜的圆白菜硬实、表面干爽、菜叶肉质厚，用手掂着有分量，叶脉细的口感佳。

🍲 保存要点

不要一次购买过多，以免存放过程中大量的维生素C损失，如果要保存，可以将其用保鲜膜包裹后放冰箱冷藏。

🔪 厨房妙招

圆白菜菜叶层层包裹，易残留农药，食用之前，不能只是冲洗圆白菜的外表，而是要将其切开，放在清水中浸泡1~2小时，或者在淘米水中浸泡10分钟左右，再用清水冲洗。

圆白菜切成丝后容易氧化变色，为了避免变色，可以先浇一勺热醋在圆白菜丝上。

烹调过度会使圆白菜香味丢失甚至产生不良味道，且大大降低其营养价值，因此，在烤、炒、煮时，应最后加入圆白菜。

防癌减肥特效食谱

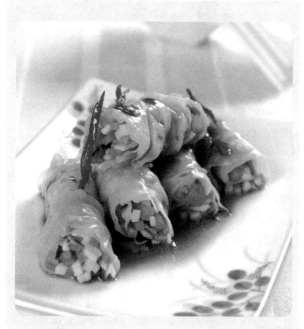

三丝菜卷

原料 圆白菜100克，冬笋30克，胡萝卜25克，水发香菇25克，盐、味精、香油、花椒、干辣椒丝、醋、糖、酱油、色拉油各适量。

做法 圆白菜、胡萝卜、香菇、冬笋均切丝、焯水，挤干水分。冬笋丝、香菇丝、胡萝卜丝加盐、味精、香油拌匀，用圆白菜卷起来。锅中放油烧热，下入花椒炒香，加入辣椒丝，放醋、盐、糖、酱油炒成酸辣汁，晾凉后浇在菜卷上即可。

实用小偏方

圆白菜适量，榨汁，饮用后可有效缓解咽喉肿痛、胃痛。

圆白菜汁涂在患处，可以止痛止痒、消炎，用于蚊虫叮咬、外伤肿痛。

每100克圆白菜营养素含量

水分 (克)	93.2
热量 (千卡)	22
蛋白质 (克)	1.5
脂肪 (克)	0.2
糖类 (克)	4.6
膳食纤维 (克)	1
胡萝卜素 (微克)	70
维生素B$_1$ (毫克)	0.03
维生素B$_2$ (毫克)	0.03
维生素B$_5$ (毫克)	0.4
维生素C (毫克)	40
维生素E (毫克)	0.5
叶酸 (微克)	100
钙 (毫克)	49
磷 (毫克)	26
钾 (毫克)	124
钠 (毫克)	27.2
镁 (毫克)	12
铁 (毫克)	0.6
锌 (毫克)	0.25
硒(微克)	0.96
铜 (毫克)	0.04
锰 (毫克)	0.18

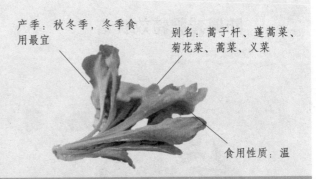

茼蒿
植物营养素

产季：秋冬季，冬季食用最宜

别名：蒿子秆、蓬蒿菜、菊花菜、蒿菜、义菜

食用性质：温

主要营养成分：挥发性精油、膳食纤维、胡萝卜素、维生素C、各种矿物质

在古代，茼蒿为宫廷佳肴，又叫皇帝菜。茼蒿跟唐代著名大诗人杜甫还有一段渊源，杜甫一生颠沛流离，老年肺病严重，眼花耳聋，在56岁时到湖北公安，当地人做了一种菜给心力交瘁的杜甫食用，这道菜用茼蒿、菠菜、腊肉、糯米粉等做成，杜甫食后赞不绝口，为纪念这位伟大诗人，后人便把此菜称为"杜甫菜"。

✳ 健康功效

茼蒿含有特殊的挥发性精油，有消食开胃、提神顺气、降压补脑、稳定情绪的作用，可预防感冒、调节体内代谢，最适合喜欢抽烟、体味重、经常熬夜的人食用。又因其含有大量的粗纤维，可促进肠胃蠕动，加快排便，防止便秘。

茼蒿的胡萝卜素的含量极高，是黄瓜、茄子的15~30倍，有"天然保健品，植物营养素"之美称。

🍴 饮食宜忌

茼蒿特别适合抽烟者、熬夜者、有肠胃疾病及习惯性便秘者食用。

茼蒿润肠通便效果极佳，胃虚泄泻者不可多吃。

一次不可食用过多茼蒿，以免上火。

📋 选购秘诀

市场上有尖叶和圆叶两个品种，尖叶种叶片小、口感粳性、香味浓，圆叶种叶宽大、口感软糯。无论哪个品种，整株短小、菜叶肥厚鲜嫩且叶绿浓密者品质较佳。

🍽 保存要点

保鲜膜包裹，根部朝下，直立放入冰箱冷藏。

🍳 厨房妙招

茼蒿中的精油遇热易挥发，会减弱茼蒿的健脾开胃作用，烹饪时要大火快炒。

由于茼蒿含有大量水分，煮得太久容易软烂，所含维生素也损失较多，将其在开水中汆烫之后加调料凉拌食用，不仅可以最大程度获得其中的营养成分，茼蒿特有的芳香味也更浓郁。

健脾开胃特效食谱

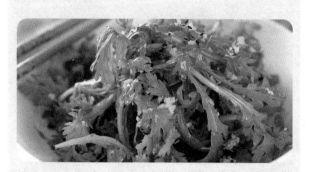

凉拌茼蒿

原料 茼蒿250克，香油、盐、醋各适量。

做法 先将茼蒿洗净，放开水中焯过，再加香油、盐、醋拌匀即可。

茼蒿汁

原料 茼蒿250克，火腿肉、竹笋、香菇各50克，淀粉、猪油、盐各适量。

做法 新鲜茼蒿洗净，剁碎，捣烂取汁，拌入淀粉成黏稠的稀汁；火腿肉、竹笋、香菇洗净，切成小丁。清水煮沸后，放入火腿丁、笋丁、香菇丁，转小火烧10分钟，加盐，倒入茼蒿汁，再浇上加热过的猪油即可。

实用小偏方

咳嗽痰多时，可将鲜茼蒿加适量清水熬煮，取汁，加入碎冰糖，溶化后饮用。

将250克鲜茼蒿洗净，鸡蛋3个打破取蛋清，茼蒿加适量清水煎煮，快熟时加入鸡蛋清煮片刻，加植物油、盐拌匀，可辅助降压安神。

烦躁不安、神经衰弱者，可将350克茼蒿去梗洗净切段，250克猪心洗净切片。锅中倒油，烧热，放葱花煸香，放入猪心片煸炒至水干，加入盐、料酒、白糖，煸炒至熟，加入茼蒿稍煸炒，加味精即可。

每100克茼蒿营养素含量

水分 (克)	93
热量 (千卡)	21
蛋白质 (克)	1.9
脂肪 (克)	0.3
糖类 (克)	3.9
膳食纤维 (克)	1.2
胡萝卜素 (微克)	1510
维生素B$_1$ (毫克)	0.04
维生素B$_2$ (毫克)	0.09
维生素B$_5$ (毫克)	0.6
维生素C (毫克)	18
维生素E (毫克)	0.92
钙 (毫克)	73
磷 (毫克)	36
钾 (毫克)	220
钠 (毫克)	161.3
镁 (毫克)	20
铁 (毫克)	2.5
锌 (毫克)	0.35
硒 (微克)	0.6
铜 (毫克)	0.06
锰 (毫克)	0.28

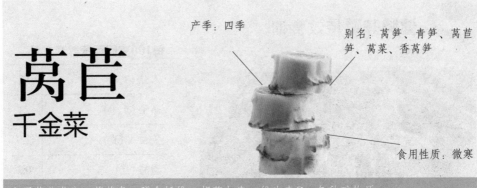

产季：四季

别名：莴笋、青笋、莴苣笋、莴菜、香莴笋

莴苣
千金菜

食用性质：微寒

主要营养成分：莴苣素、膳食纤维、胡萝卜素、维生素C、各种矿物质

莴苣原产地中海沿岸，约在七世纪初，经西亚传入我国，大概当初引入菜种时曾付出过高昂代价的缘故，古人称其为"千金菜"。莴苣茎肥如笋，肉质细嫩，故又名"莴笋"，除了主要食用部位莴苣茎，莴苣的叶子也可制作美味佳肴，凉拌蘸酱或是拌面糊油炸，都别有一番风味。

✳ 健康功效

莴苣含有莴苣素，略带苦味，可刺激消化酶分泌，增进食欲，还有镇静催眠的作用，对消化功能减弱、烦躁不安者尤其有利。

莴苣中钾含量大大高于钠含量，促进体内多余钠的排出，对高血压、水肿、心脏病患者有一定的食疗作用。莴苣所含的铁元素易被人体吸收利用，对缺铁性贫血患者十分有利。

莴苣含有大量粗纤维，可促进肠道蠕动，帮助大便排泄，用于治疗各种便秘，并有助于预防胃肠道癌症。

莴苣中尚含有较为丰富的烟酸，经常食用对预防糖尿病有帮助。

🍴 饮食宜忌

莴苣特别适合老人、儿童和食欲不佳者、便秘者、高血压患者食用。

莴苣中的某种物质对视神经有刺激作用，视力弱者不宜过多食用，有眼疾特别是夜盲症的人也应少吃。

莴苣性微寒，脾胃虚寒、大便溏泻者不宜多吃，女性在月经期间要少吃，更不宜吃凉拌莴苣。

🛒 选购秘诀

莴苣茎粗、头部表皮颜色发绿、菜叶浓密的为好。用手捏莴苣，如果感觉有弹性，说明时间长了或内部不结实，不要买。

🍲 保存要点

摘除莴苣上的叶子，用保鲜膜包裹，放冰箱冷藏，可保存半个月。

🍳 厨房妙招

莴苣用开水稍微焯一下即可，焯的时间过长、温度过高会使莴苣绵软，失去爽脆的口感，在下锅之前沥干水分可增加脆嫩的口感。

莴苣不适宜做得太咸，烹饪时少放盐，清淡些才好吃。

开胃特效食谱

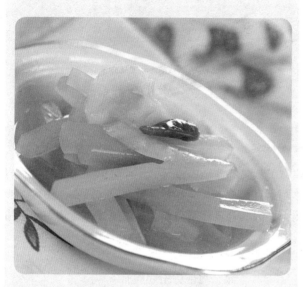

姜汁莴苣

原料 莴苣200克，白醋、盐、姜汁、糖、味精、香油、红椒各适量。

做法 莴苣去皮、洗净，切成条，放入碗中，加入白醋、盐腌渍10分钟，沥干，加入姜汁、糖、味精、香油拌匀装盘，装饰红椒即可。

实用小偏方

通小便：莴苣茎和叶，捣烂如泥，涂敷肚脐之上，或用大葱与莴苣茎一同捣烂，加蜂蜜或甘油调成泥饼状，涂在肚脐眼以上的部位。莴苣的泥饼要用热水温热再涂上，免得受冷。涂敷的位置，要离开肚脐眼，或预先用棉花或纱布填塞脐眼，免得汁液浸入。

虫入耳：莴苣捣烂取汁，滴入耳朵，虫就自己出来了。

每100克莴苣营养素含量

水分 (克)	95.5
热量 (千卡)	14
蛋白质 (克)	1
脂肪 (克)	0.1
糖类 (克)	2.8
膳食纤维 (克)	0.6
胡萝卜素 (微克)	150
维生素B$_1$ (毫克)	0.02
维生素B$_2$ (毫克)	0.02
维生素B$_3$ (毫克)	0.5
维生素C (毫克)	4
维生素E (毫克)	0.19
钙 (毫克)	23
磷 (毫克)	48
钾 (毫克)	212
钠 (毫克)	36.5
镁 (毫克)	19
铁 (毫克)	0.9
锌 (毫克)	0.33
硒(微克)	0.54
铜 (毫克)	0.07
锰 (毫克)	0.19

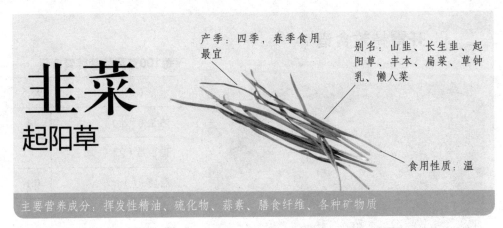

产季：四季，春季食用最宜

别名：山韭、长生韭、起阳草、丰本、扁菜、草钟乳、懒人菜

韭菜
起阳草

食用性质：温

主要营养成分：挥发性精油、硫化物、蒜素、膳食纤维、各种矿物质

　　韭菜原产于我国，《诗经》中有"献羔祭韭"的诗句，由此可以证明韭菜在我国已有3000年以上的栽培历史。《本草纲目》有言"韭籽补肝及命门，治小便频数，遗尿"，民间常用韭菜治疗身体虚弱，又因其补肾壮阳功效卓著，被誉为蔬菜中的"伟哥"。

✳ 健康功效

　　韭菜含有挥发性精油、硫化物、蒜素，使其散发出独特的辛香气味，有助于调理肝脏、增进食欲、增强消化功能、杀菌消炎、降低血脂、扩张血管，改善黑色素细胞功能，起到消除皮肤白斑和乌发的功效。

　　有"起阳草"之称的韭菜，性温、味辛，暖肾补肾，可用于辅助治疗阳痿、遗精、早泄等病症。

　　韭菜中有大量的粗纤维，能促进胃肠蠕动，治疗便秘，预防胃肠道癌症，还有减肥的作用。

🍴 饮食宜忌

　　韭菜特别适合男性、肥胖者、高血压患者及胃肠道癌症患者食用。

　　消化不良、脾胃虚热者不宜食用。

　　俗话说"春食则香，夏食则臭"。初春的韭菜品质最佳，晚秋次之，夏季的韭菜大多质地老化粗糙，不易消化，且一般人在夏季的肠胃功能减弱，食用过多韭菜，可能会引起腹胀。

　　一次不宜食用过多韭菜，特别是体质偏热的人，容易上火，饮酒后更应少吃。隔夜韭菜不宜食用。

🛒 选购秘诀

　　肉质肥厚、直挺、饱满、有光泽的为好，用手触摸时柔软而光滑的较好。手感粗糙的韭菜栽培不良，味道较差。

🍲 保存要点

　　用细绳将韭菜捆好，根部朝下放入清水中，或将韭菜整齐捆好，用大白菜叶包裹，放阴凉处，也可用保鲜膜包裹放于冰箱冷藏。

🔪 厨房妙招

　　韭菜根最易受到农药污染，为了食用安全，最好将最下端2~3厘米的部分去除。

　　韭菜中的蒜素遇热易挥发，且易溶于水，烹饪时宜大火快炒，减少有效成分的损失。

壮阳特效食谱

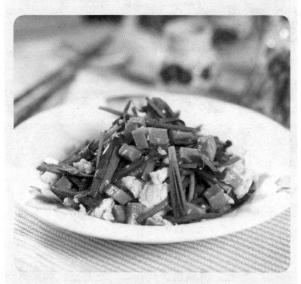

韭菜火腿炒鸡蛋

原料 韭菜150克，鸡蛋2个，熟火腿丁、盐、味精、植物油各适量。

做法 韭菜择洗干净，切段；鸡蛋打入碗内打散；锅内倒油，油热后倒入蛋液翻炒，再下入韭菜炒至断生，撒入火腿丁，加盐、味精调味后出锅。

实用小偏方

核桃仁60克，先用香油炒黄，150克韭菜洗净切小段，锅内加适量植物油，倒入核桃仁和韭菜炒熟，加盐调味即可；也可用羊肾120克、韭菜150克煮汤，用于辅助食疗阳痿。

红肿、淤青长时间不消退，可用韭菜100~150克，洗净捣碎，用纱布包好搽抹伤痛部位，每天搽2~3次，1周即可痊愈。

缓解痔疮：取韭菜适量，加水煮汤，沸后熏患处；温度稍降，用韭菜轻洗疮面。适用于外痔及混合痔。

每100克韭菜营养素含量

水分 (克)	91.8
热量 (千卡)	26
蛋白质 (克)	2.4
脂肪 (克)	0.4
糖类 (克)	4.6
膳食纤维 (克)	1.4
胡萝卜素 (微克)	1410
维生素B$_1$ (毫克)	0.02
维生素B$_2$ (毫克)	0.09
维生素B$_5$ (毫克)	0.8
维生素C (毫克)	24
维生素E (毫克)	0.96
叶酸 (微克)	61.5
钙 (毫克)	42
磷 (毫克)	38
钾 (毫克)	247
钠 (毫克)	8.1
镁 (毫克)	25
铁 (毫克)	1.6
锌 (毫克)	0.43
硒(微克)	1.38
铜 (毫克)	0.08
锰 (毫克)	0.43

荠菜
菜中甘草

产季：春季

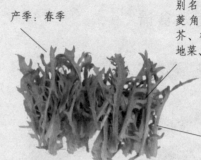

别名：护生草、净肠草、菱角菜、清明菜、香田芥、枕头草、鸡心菜、地地菜、烟盒草

食用性质：平

主要营养成分：乙酰胆碱、谷甾醇、季胺化合物、二硫酚硫酮、橙皮苷、胡萝卜素、维生素C、叶酸、膳食纤维、各种矿物质

荠菜为野菜中的珍品，原产我国，早在公元前300年就有关于荠菜的记载。被誉为"春蔬第一鲜"的荠菜，清明前后是采摘的好时节，可将其拌入糯米粉、大米粉，制作清明粿的外皮。

✳ 健康功效

荠菜含有乙酰胆碱、谷甾醇和季胺化合物，不仅可以降低体内胆固醇和甘油三酯的含量，而且还有预防高血压的作用。

荠菜中所含的二硫酚硫酮，具有抗癌作用。荠菜中的荠菜酸是有效的止血成分，能缩短出血及凝血时间。

荠菜所含的橙皮苷能消炎抗菌，并可增强体内维生素C的作用，抗病毒、预防冻伤，对糖尿病性白内障病人也有疗效。

🍴 饮食宜忌

荠菜特别适合高血压患者、各种出血症者及目赤肿痛者食用。

荠菜有润肠通便作用，脾虚泄泻者不要过多食用。

"春食荠菜赛仙丹"、"阳春三月

三，荠菜当灵丹"、"三月三，荠菜煮鸡蛋"，这些民间俗语都说明早春是荠菜最佳食用期，采其嫩叶，可做菜，也可作为包子、饺子的馅料。

📋 选购秘诀

以单棵生长的为好，红叶的香味更浓，风味更好。

🍱 保存要点

不要洗，直接用保鲜膜包裹，放冰箱冷藏。

🔪 厨房妙招

市场上买回的荠菜有很多细土，可以先把黄叶摘除，然后温水冲洗即可。

抗菌消炎特效食谱

每100克荠菜营养素含量

水分 (克)	90.6
热量 (千卡)	27
蛋白质 (克)	2.9
脂肪 (克)	0.4
糖类 (克)	4.7
膳食纤维 (克)	1.7
胡萝卜素 (微克)	2590
维生素B_1 (毫克)	0.04
维生素B_2 (毫克)	0.15
维生素B_5 (毫克)	0.6
维生素C (毫克)	43
维生素E (毫克)	1.01
叶酸 (微克)	60.6
钙 (毫克)	294
磷 (毫克)	81
钾 (毫克)	280
钠 (毫克)	31.6
镁 (毫克)	37
铁 (毫克)	5.4
锌 (毫克)	0.68
硒(微克)	0.51
铜 (毫克)	0.29
锰 (毫克)	0.65

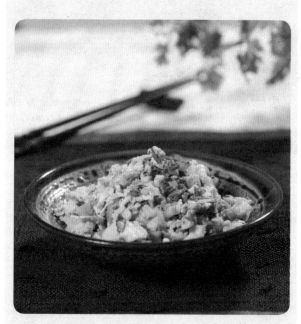

荠菜炒鸡蛋

原料 鸡蛋100克，荠菜250克，盐、鸡精、色拉油各适量。

做法 鸡蛋磕入碗中，打散搅匀；荠菜择洗干净，切碎待用。锅底加油烧热，倒入鸡蛋液，待蛋液凝固成型，快速翻炒，加荠菜、盐、鸡精炒熟即可。

实用小偏方

用鲜荠菜50克，用清水煎煮，分2次服用，每日1剂，适合产后出血者食用。

荠菜、白茅根各30克，藕节60克，用适量清水煎煮，取汤汁服用，可辅助食疗各种出血症。

眩晕头痛时，可用荠菜120克，切段，放入碗中，加鸡蛋1~2个拌匀，可加适量盐，将植物油加热后倒入碗中，一次吃完。

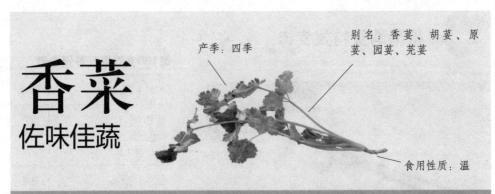

产季：四季

别名：香荽、胡荽、原荽、园荽、芫荽

食用性质：温

香菜
佐味佳蔬

主要营养成分：挥发油、叶酸、胡萝卜素、维生素C、膳食纤维、各种矿物质

香菜原产于地中海沿岸，罗马人曾将它用作面包调料。据唐代《博物志》记载，公元前119年西汉张骞从西域引进香菜，起名"胡荽"，常被用于菜肴的点缀和提味。香菜传入日本后，曾一度流行用作泡茶，并认为香菜茶的排油效果超过柠檬茶和薄荷茶。英国人还开创了用香菜种子调制鸡尾酒的先河。

✴ 健康功效

香菜中含有许多挥发油，它的特殊香气就是挥发油散发出来的，这些特殊香味能刺激汗腺分泌，促使身体发汗、透疹，在一些菜肴中加些香菜，有健脾开胃的作用，还能起到去腥膻、增味的独特功效。

🍴 饮食宜忌

香菜特别适合风寒感冒者、食欲不振者食用。

狐臭、口臭、生疮、严重龋齿、麻疹未发透或刚发透、胃溃疡患者少吃香菜。

发黄、腐烂的香菜不宜食用，这样的香菜不仅没有了特殊香味，还可能会产生毒素。

🛒 选购秘诀

色泽青翠、香气浓郁、菜叶质地脆嫩者为佳。

🍲 保存要点

用细绳捆成小捆，用纸包裹，放入塑料袋，松散地扎上袋口，根朝下放在阴凉处，也可以用白菜叶包裹了放阴凉处。

或者将香菜择洗干净，沥干水分，务必保证干爽，放入保鲜盒或保鲜袋，密封严实，放入冰箱冷冻室，可长时间保存。

🔪 厨房妙招

香菜的芳香精油极易挥发，经不起长时间加热，最好在烹饪过程的最后加入。

健脾开胃特效食谱

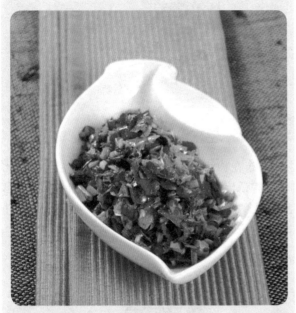

香菜碎碎拌

原料 香菜300克，剁椒、鸡精、香油、葱花各适量。

做法 香菜去根，切碎末。剁椒、鸡精、香油、葱花调汁，加入香菜拌匀即可。

实用小偏方

　　消化不良时，可用香菜、橘皮、生姜放入煮好的大米粥内，再用小火慢煮片刻即可。

　　鲜香菜10克，葛根10克，用适量清水煎煮后服用，早晚各1次，每次服50毫升，服10天为1个疗程，对高血压有辅助食疗的作用。

　　小儿发烧时，可用250克香菜根，洗净后放入锅中，加入700毫升左右的清水，大火煮沸后小火慢煮，待水熬至原来的1/3左右时，捞出香菜根即可。每日饮用2~3次，发烧便可缓解甚至消退。

每100克香菜营养素含量	
水分 (克)	90.5
热量 (千卡)	31
蛋白质 (克)	1.8
脂肪 (克)	0.4
糖类 (克)	6.2
膳食纤维 (克)	1.2
胡萝卜素 (微克)	1160
维生素B_1(毫克)	0.04
维生素B_2(毫克)	0.14
维生素B_5(毫克)	2.2
维生素C (毫克)	48
维生素E (毫克)	0.8
叶酸 (微克)	148.8
钙 (毫克)	101
磷 (毫克)	49
钾 (毫克)	272
钠 (毫克)	48.5
镁 (毫克)	33
铁 (毫克)	2.9
锌 (毫克)	0.45
硒(微克)	0.53
铜 (毫克)	0.21
锰 (毫克)	0.28

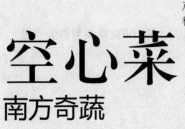
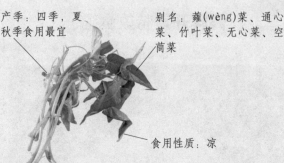

空心菜

南方奇蔬

产季：四季，夏秋季食用最宜

别名：蕹(wèng)菜、通心菜、竹叶菜、无心菜、空筒菜

食用性质：凉

主要营养成分：胡萝卜素、维生素C、叶酸、膳食纤维、各种矿物质

空心菜原产中国热带地区，主要分布在长江以南，其茎呈柱形，中空，故得此名。关于空心菜，还有个源自封神榜的神话传说，商纣王听信宠妃妲己的谗言，令忠臣比干挖心，比干挖心后在路上遇到一个女人在卖菜，女人告知此菜叫空心菜，并说："菜无心，根还在；人无心，马上倒下来。"说完，比干倒地而亡。

✱ 健康功效

空心菜中粗纤维含量极为丰富，可促进肠道蠕动，加速排便，对于防止便秘及减少肠道癌变有积极的作用。组成粗纤维的成分中有一种叫木质素的物质，能提高巨噬细胞吞食细菌的活力，起到杀菌消炎的作用，可用于治疗疮疡、痈疖等。

空心菜中有丰富的胡萝卜素和维生素C，有助于增强体质，防病抗病。

紫色空心菜中含有类似胰岛素的成分，有降血糖作用。

🍴 饮食宜忌

空心菜特别适合口臭者、高血脂、高血压及糖尿病患者食用。

空心菜性凉，体质偏寒、脾胃虚弱、大便溏泻者不宜过多食用。

🛒 选购秘诀

叶大、色绿、柔嫩、不长须根者为佳。

🍲 保存要点

捆成一捆，根部朝下放入清水中，这样还可以去除空心菜中的残留农药。

🍳 厨房妙招

空心菜遇热易变黄，宜用大火快炒，不等叶片变软就可盛出，这样还可减少营养成分的损失。由于加热时间过短，茎部老梗会生涩难以下咽，所以在烹饪前将老梗摘除。

防癌减肥特效食谱

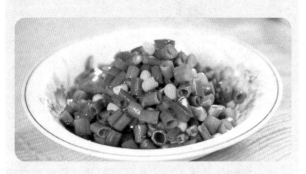

空心菜梗炒玉米

[原料] 空心菜梗200克，玉米粒50克，红椒30克，姜末、盐、味精、胡椒粉、色拉油各适量。

[做法] 空心菜梗切成小段，红椒切丁焯水，玉米粒煮熟备用。炒锅放油烧热，加姜末爆香，放原料翻炒至熟，加入盐、味精、胡椒粉炒匀即可。

蒜拌空心菜

[原料] 空心菜300克，大蒜50克，酱油、盐、味精、香油、醋各适量。

[做法] 将空心菜择去老根，切成长的段，放开水中焯一下，捞出沥干水分，晾凉待用。将蒜剥去皮，洗净，剁成碎末，与酱油、醋、香油、盐、味精一起拌匀，浇在空心菜上，拌匀即可。

实用小偏方

鲜空心菜梗60克，玉米须30克，用适量清水煎煮后服用，每日2~3次，可用于糖尿病的辅助食疗。

空心菜根100克，用适量清水煎煮后服用，每日2次，可用于痢疾的辅助食疗。

皮肤湿疹时，可取鲜空心菜，清水煎煮，煮沸后稍等几分钟再关火，取汁，待菜汁微温，搽洗患处，每日洗1次。

每100克空心菜营养素含量

水分 (克)	92.9
热量 (千卡)	20
蛋白质 (克)	2.2
脂肪 (克)	0.3
糖类 (克)	3.6
膳食纤维 (克)	1.4
胡萝卜素 (微克)	1520
维生素B_1 (毫克)	0.03
维生素B_2 (毫克)	0.08
维生素B_5 (毫克)	0.8
维生素C (毫克)	25
维生素E (毫克)	1.09
叶酸 (微克)	78.9
钙 (毫克)	99
磷 (毫克)	38
钾 (毫克)	243
钠 (毫克)	94.3
镁 (毫克)	29
铁 (毫克)	2.3
锌 (毫克)	0.39
硒 (微克)	1.2
铜 (毫克)	0.1
锰 (毫克)	0.67

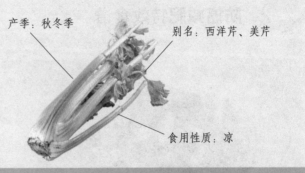

西芹
肠胃清道夫

产季：秋冬季

别名：西洋芹、美芹

食用性质：凉

主要营养成分：芹菜素、膳食纤维、叶酸、维生素C、各种矿物质

西芹原产于地中海和中东地区，早在2000年前古希腊人作药用栽培，后作香辛蔬菜栽培，经长期培育成具肥大叶柄的芹菜类型。西芹和中国本地芹菜营养价值相近，不过西芹膳食纤维较丰富，而中国本地芹菜降血压效果较好。

✳ 健康功效

西芹含有芹菜素，有降压作用，对于原发性、妊娠性及更年期高血压均有效。且这种芹菜素对人体具有安定作用，有利于稳定情绪、消除烦躁。

西芹富含粗纤维，能促进体内毒素排出，达到预防结肠癌的目的，其中的木质素成分更有抑菌消炎的作用。

🍴 饮食宜忌

西芹特别适合肥胖者、女性食用。

西芹性凉，故脾胃虚寒、大便溏薄以及小儿脾弱者不宜多吃。男性食用过多的西芹会减少精子数量，育龄男子要少吃。西芹虽有降压成分，但其钠含量大大高于钾含量，高血压患者也要谨慎食用。

🛒 选购秘诀

整株嫩绿、叶柄光滑、根部清脆而新鲜者为佳。

🍽 保存要点

用保鲜膜将西芹茎叶部分包严，根部朝下竖直放入清水中，也可将西芹叶摘除，清水洗净后切成大段，用保鲜盒或保鲜袋装好，放入冰箱冷藏。

🔪 厨房妙招

将西芹用沸水略焯烫，焯后马上过凉水，除了可以使其颜色翠绿，还可减少烹饪时间，降低菜吸收油脂的能力。

打一个细绳圈，套在食指和大拇指上，另一只手抓住西芹的一头，将西芹中部对准细绳，往上拉西芹，细绳就像一把锋利的小刀，将西芹一剖两半，这比用菜刀要省时省力，切出来的西芹条粗细均匀。

吃对蔬菜排好毒　第2版

润肺清肠特效食谱

每100克西芹营养素含量	
水分 (克)	93.2
热量 (千卡)	12
蛋白质 (克)	0.6
脂肪 (克)	0.1
糖类 (克)	4.8
膳食纤维 (克)	2.6
胡萝卜素 (微克)	60
维生素B$_1$ (毫克)	0.01
维生素B$_2$ (毫克)	0.03
维生素B$_3$ (毫克)	0.22
维生素C (毫克)	4
叶酸 (微克)	29.8
钙 (毫克)	36
磷 (毫克)	35
钾 (毫克)	15
钠 (毫克)	313.3
镁 (毫克)	15
铁 (毫克)	0.2
锌 (毫克)	0.1
硒(微克)	0.1
铜 (毫克)	0.02
锰 (毫克)	0.06

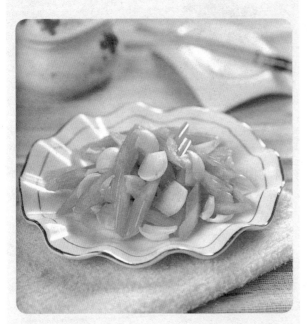

西芹百合

原料 西芹150克，鲜百合100克，色拉油、水淀粉、盐、味精各适量。

做法 鲜百合一瓣一瓣剥下，洗净；西芹洗净，切成片。锅置火上，加入适量清水烧沸，将百合片、西芹片放入焯水，倒入漏勺沥去水分。炒锅放油烧至七成热，投入原料略炒，加入盐、味精，用水淀粉勾芡，起锅装盘即成。

实用小偏方

乌发养颜：西芹250克，黑芝麻20克，生姜、盐、味精、香油各适量。西芹洗净，切条，用沸水略焯烫，焯后马上过凉水；生姜切丝。黑芝麻在锅中炒香，取一个碗，放入西芹、姜丝、黑芝麻、盐、味精、香油拌匀即可。

预防头屑：西芹100克，番茄1个，柠檬1/6个，菠萝140克。番茄、菠萝去皮，和西芹一起放入搅拌机，加柠檬汁搅拌均匀后饮用。

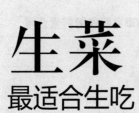

生菜
最适合生吃

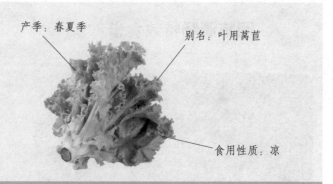

产季：春夏季

别名：叶用莴苣

食用性质：凉

主要营养成分：莴苣素、甘露醇、胡萝卜素、叶酸、维生素C、膳食纤维、各种矿物质

生菜原产于地中海沿岸，由野生种驯化而来，古希腊人、罗马人最早食用。生菜较早传入我国，东南沿海栽培较多，台湾种植尤为普遍。如今，生菜是欧美国家的大众蔬菜，制作沙拉的常用原料，更是韩式料理中的明星菜。

✱ 健康功效

生菜中含有莴苣素，使生菜带有苦味，这种物质有催眠、降低胆固醇、辅助治疗神经衰弱的作用。

生菜含有的甘露醇等有效成分，有利尿及促进血液循环的作用。

生菜中含有干扰素诱生剂，可以刺激人体细胞产生干扰素，从而产生抗病毒蛋白，抑制病毒。

🍴 饮食宜忌

生菜特别适合女性、肥胖者、神经衰弱者和抵抗力低下者食用。

生菜性寒凉，尿频、胃寒的人不要过多食用。

生菜与大蒜搭配食用，有消炎去火的作用，与豆腐搭配食用，更加强其美肤、瘦身的功效，与蚝油搭配食用不仅味道鲜美，更有补脑益智的作用。

🛒 选购秘诀

菜叶大而整株短的较好吃，菜色青绿、茎部带白的较新鲜。

🍲 保存要点

散叶生菜用保鲜膜包裹，根部朝下放入冰箱冷藏。结球生菜可将菜心摘除，然后将湿润的纸巾塞入菜心处，再用保鲜膜包裹生菜，放入冰箱冷藏。生菜对乙烯极为敏感，易诱发赤褐斑点，保存时应远离苹果、梨和香蕉这些易释放乙烯的水果。

🍳 厨房妙招

烹饪前将生菜叶一张张清洗干净，用来生吃的生菜更要注意这一点。生菜用手撕成片，比刀切的吃起来要脆。

烹饪时间不宜过久，炒生菜也适合用大火快炒，这样不仅能保证生菜爽脆的口感，还能最大程度保留住其中的维生素。

美肤瘦身特效食谱

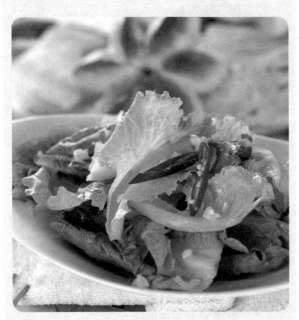

蒜香生菜

原料 生菜300克，泡椒丝10克，蒜泥、盐、味精、香油、色拉油各适量。

做法 生菜洗净后沥干水分，撕成片。炒锅中倒入油少许，放入蒜泥、泡椒丝、盐略煸，取出后晾凉，加入味精、香油与生菜片拌匀即可。

实用小偏方

孕期呕吐时，可用生菜50克，生姜20克，韭菜50克，一起捣烂取汁服用。

番茄200克，生菜50克，将番茄和生菜用开水漂烫，切成薄片，放入盘中，加适量酱油和盐拌匀，可用于糖尿病的辅助食疗。

每100克生菜营养素含量

水分 (克)	95.8
热量 (千卡)	13
蛋白质 (克)	1.3
脂肪 (克)	0.3
糖类 (克)	2
膳食纤维 (克)	0.7
胡萝卜素 (微克)	1790
维生素B_1 (毫克)	0.03
维生素B_2 (毫克)	0.06
维生素B_3 (毫克)	0.4
维生素C (毫克)	13
维生素E (毫克)	1.02
叶酸 (微克)	31.6
钙 (毫克)	34
磷 (毫克)	27
钾 (毫克)	170
钠 (毫克)	32.8
镁 (毫克)	18
铁 (毫克)	0.9
锌 (毫克)	0.27
硒(微克)	1.15
铜 (毫克)	0.03
锰 (毫克)	0.13

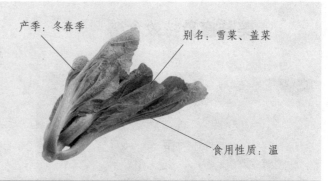

芥菜
长寿菜

产季：冬春季

别名：雪菜、盖菜

食用性质：温

主要营养成分：叶酸、胡萝卜素、维生素C、膳食纤维、各种矿物质

芥菜是中国著名的特产蔬菜，腌制后有一种特殊鲜香味，能促进胃肠消化功能，增进食欲，可用来开胃、帮助消化。农历二月初二"龙抬头"这一天，我国温州地区家家户户要吃芥菜饭，据说是当年乾隆皇帝曾在温州吃过这种农家饭，叹为人间绝品，这风俗饭就流传下来，还有说是吃了芥菜饭，全年就不会生疥疮。

✳ 健康功效

芥菜含有大量的叶酸，有抗肿瘤的作用，还可用于辅助治疗慢性萎缩性胃炎，对婴幼儿的神经细胞和脑细胞发育有显著的促进作用。

芥菜含有丰富的胡萝卜素和维生素C，有很好的明目、美肤作用，还可提高人体自身免疫力、缩短疾病恢复时间。

芥菜中还含有二硫酚硫酮，这一成分具有抗癌作用。

🍴 饮食宜忌

芥菜特别适合孕妇、身体虚弱者、有眼疾者食用。

芥菜不易消化，小儿及消化功能不足者不宜食用，又因其性温，发热、便血者忌食。

芥菜不宜生吃，也不宜过多食用，腌制后的芥菜含有大量盐，高血压、血管硬化者要限制食用。

🛒 选购秘诀

好的芥菜菜叶边缘钝锯齿明显，菜叶呈长圆形或倒卵形表明芥菜已成熟。

🍲 保存要点

保鲜膜包裹，根部朝下，放入冰箱冷藏。

🔪 厨房妙招

吃芥菜要吃菜心才好吃，因为菜心嫩，把它洗干净切碎，多放点油翻炒即可，要是怕苦可以放点糖。

防流感特效食谱

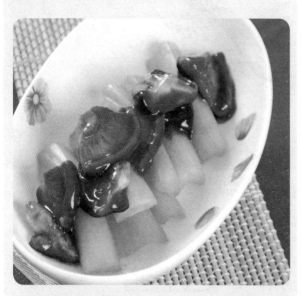

每100克芥菜营养素含量

水分 (克)	94.6
热量 (千卡)	14
蛋白质 (克)	1.8
脂肪 (克)	0.4
糖类 (克)	2
膳食纤维 (克)	1.2
胡萝卜素 (微克)	1700
维生素B$_1$ (毫克)	0.02
维生素B$_2$ (毫克)	0.11
维生素B$_3$ (毫克)	0.5
维生素C (毫克)	72
维生素E (毫克)	0.64
叶酸 (微克)	101.1
钙 (毫克)	28
磷 (毫克)	36
钾 (毫克)	224
钠 (毫克)	29
镁 (毫克)	18
铁 (毫克)	1
锌 (毫克)	0.41
硒(微克)	0.53
铜 (毫克)	0.1
锰 (毫克)	0.7

芥菜扒香菇

原料 芥菜300克，水发香菇150克，盐、蚝油、酱油、鸡精、高汤、色拉油各适量。

做法 将芥菜去叶，切成5厘米长的段；香菇去蒂。锅内加水烧开，加少许油，放入芥菜焯水，捞出摆入盘中。锅内加底油烧热，下入香菇煸炒出水，加盐、蚝油、酱油、高汤、鸡精烧至入味，用大火收汁后浇在芥菜上即可。

实用小偏方

咳嗽胸闷时，可取猪瘦肉250克，芥菜500克，猪瘦肉先用适量植物油炒半熟，然后加入芥菜同炒至熟，加入香葱、生姜、白糖、味精略炒即可。

咳嗽有痰时，可取鲜芥菜80克，生姜10克，盐适量。将芥菜洗净后切成小块，生姜切片，一起放入锅内，加清水4碗煎至2碗，加盐即可。每日分2次服用，连用3日。

痔疮肿痛时，可取芥菜捣烂，敷于患处，频繁更换。

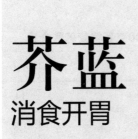

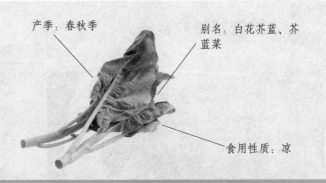

芥蓝
消食开胃

产季：春秋季

别名：白花芥蓝、芥蓝菜

食用性质：凉

主要营养成分：有机碱、金鸡纳霜、硫代葡萄糖苷、胡萝卜素、叶酸、维生素C、膳食纤维、各种矿物质

芥蓝原产我国南方，苏轼的《老饕赋》中写道："芥蓝如菌蕈，脆美牙颊响。"用来形容芥蓝有香蕈的鲜美味道。如今芥蓝更是畅销东南亚及港澳地区的出口菜。

✳ 健康功效

芥蓝含有机碱，带苦味，能刺激人味觉神经，增加食欲，还能促进肠胃蠕动，帮助消化。

芥蓝中的金鸡纳霜成分能抑制体温中枢，有清热解暑的作用。

芥蓝中硫代葡萄糖苷的降解产物萝卜硫素是迄今发现的蔬菜中最强的抗癌成分。

芥蓝中富含膳食纤维，可防止便秘，并有降低胆固醇、软化血管的作用。

🍴 饮食宜忌

芥蓝特别适合食欲不振者、消化不良者、便秘者和癌症患者食用。

不要大量和经常性地食用芥蓝，会损耗人的真气，并影响性激素的分泌。

芥蓝与蚝油、大蒜搭配食用，更能发挥其抗癌的作用。

🛒 选购秘诀

节间较疏、叶细嫩而少者为好，茎秆适中，过粗则太老。

🍲 保存要点

保鲜膜包裹后直接放入冰箱冷藏。

🍳 厨房妙招

芥蓝有苦涩味，炒前用沸水焯过可稍微去除苦味，炒时加入少量糖和酒，糖能够掩盖它的苦涩味，料酒可以起到增香的作用。用沸水焯过的芥蓝放冰水中浸泡片刻再烹饪，可使其保持爽脆的口感和鲜绿的色泽。

芥蓝梗粗，不易熟透，加入的汤水要比一般菜多一些，炒的时间要长些，最好采用炒、烩的方法，不要过熟，才能保持它质脆、色美、味浓的特点。

在盘底放些冰块，表面用保鲜膜盖住，幼嫩的芥蓝茎白用开水焯后放在上面，可以做成碧绿、爽口、味浓的"冰镇芥蓝"。

消食开胃特效食谱

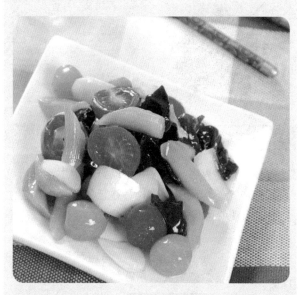

芥蓝四宝蔬

原料 芥蓝梗100克，黑木耳、百合各50克，圣女果50克，葱片、盐、鸡精、色拉油各适量。

做法 把芥蓝梗切2厘米长的段，黑木耳泡好撕成小块，百合放入加了少许盐的水中稍氽烫，圣女果一切为两半。锅加水烧开，加油少许，放芥蓝梗、黑木耳焯水。锅加油烧热，放葱片爆香，下芥蓝梗、黑木耳、圣女果炒匀，加盐、鸡精炒匀，最后放入百合炒熟即可。

实用小偏方

芥蓝100克，洗净切段，放入油锅大火快炒，加盐调味，适合动脉硬化者食用。

牙龈出血时，可用芥蓝适量，绞取汁液，涂抹在出血处。

每100克芥蓝营养素含量

水分 (克)	93.2
热量 (千卡)	19
蛋白质 (克)	2.8
脂肪 (克)	0.4
糖类 (克)	2.6
膳食纤维 (克)	1.6
胡萝卜素 (微克)	3450
维生素B$_1$ (毫克)	0.02
维生素B$_2$ (毫克)	0.09
维生素B$_5$ (毫克)	1
维生素C (毫克)	76
维生素E (毫克)	0.96
叶酸 (微克)	98.7
钙 (毫克)	128
磷 (毫克)	50
钾 (毫克)	104
钠 (毫克)	50.5
镁 (毫克)	18
铁 (毫克)	2
锌 (毫克)	1.3
硒(微克)	0.88
铜 (毫克)	0.11
锰 (毫克)	0.53

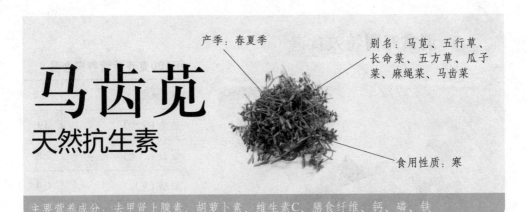

产季：春夏季

别名：马苋、五行草、长命菜、五方草、瓜子菜、麻绳菜、马齿菜

马齿苋
天然抗生素

食用性质：寒

主要营养成分：去甲肾上腺素、胡萝卜素、维生素C、膳食纤维、钙、磷、铁

马齿苋原产于印度，几个世纪以前传播到世界各地，在我国以野生为主。马齿苋适应性极强，耐热、耐旱、耐涝，强光、弱光下均可正常生长，在任何土壤中都能生长，能储存水分，生命力极强，只要稍加管理就可很好地生长。

✳ 健康功效

药理实验证实，马齿苋对痢疾杆菌、大肠杆菌、金黄色葡萄球菌等多种细菌都有强力抑制作用，有"天然抗生素"的美称。

马齿苋含有高浓度的去甲肾上腺素，每百克鲜马齿苋中含250毫克去甲肾上腺素。这种去甲肾上腺素能促进胰岛素的分泌，调节人体内糖代谢过程，从而具有降低血糖浓度、保持血糖稳定的作用，是辅助治疗糖尿病的天然良药。

马齿苋含有丰富的ω-3多不饱和脂肪酸，对降低心血管病的发生有很好的作用。

🍴 饮食宜忌

马齿苋特别适合体弱多病者、心脑血管病患者和糖尿病患者食用。

马齿苋性寒，脾胃虚寒、腹泻便溏者忌食，孕妇，尤其是有习惯性流产的孕妇忌食。

根据前人经验，马齿苋忌与甲鱼同食，否则会使食用者肠胃消化不良、腹泻。

🛒 选购秘诀

节叶间呈白灰色、株小质嫩、叶多青绿色者为佳。用手握马齿苋，手感硬的老。

🍲 保存要点

短时间保存可以用保鲜膜包裹放冰箱冷藏。长时间保存可以将马齿苋洗净，用开水烫过，切碎，晒干，可以放到冬季食用。

🥄 厨房妙招

将马齿苋除水后晒到半干再爆炒，这样炒出的菜中就带有一点腌菜的味道。

焯烫并冲洗马齿苋可以去除酸味。在焯烫马齿苋的水中添加少许油和盐，能让马齿苋保持翠绿的颜色，及清脆的口感。

吃对蔬菜排好毒 第2版

抗菌杀菌特效食谱

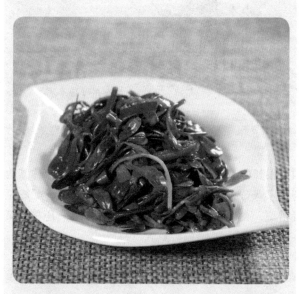

凉拌马齿苋

原料 马齿苋100克，醋、大蒜、香油、盐、味精、红椒各适量。

做法 马齿苋洗净，用沸水焯过，切段；大蒜剁成泥，红椒切丝。将马齿苋放入盘中，加大蒜泥、红椒丝、醋、香油、盐、味精，拌匀即可。

每100克马齿苋营养素含量

水分 (克)	92
热量 (千卡)	27
蛋白质 (克)	2.3
脂肪 (克)	0.5
糖类 (克)	3.9
膳食纤维 (克)	0.7
胡萝卜素 (微克)	2230
维生素B$_1$ (毫克)	0.03
维生素B$_2$ (毫克)	0.11
维生素B$_3$ (毫克)	0.7
钙 (毫克)	85
磷 (毫克)	56
铁 (毫克)	1.5

实用小偏方

　　患痔疮时，可将马齿苋用水煮熟后食用，并用汤熏洗患处。

　　马齿苋200克，用水煎煮取汁，熏洗患处，可用于附睾炎的辅助食疗。

　　马齿苋100克，蒲公英50克，用水煎煮取汁，加蜂蜜拌匀服用，可用于胃肠炎的辅助食疗。

　　马齿苋50克，捣烂取汁，和温开水拌匀服用，可用于产后虚汗的辅助食疗。

　　被蜈蚣咬伤，可将马齿苋捣烂取汁，涂敷患处。

　　对过敏性皮炎引起的全身发痒，可将马齿苋500克，用水煎煮，取汁沐浴。每日2次，3~5日治愈。

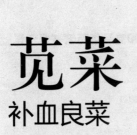

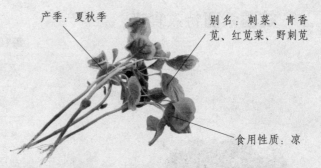

苋菜
补血良菜

产季：夏秋季

别名：刺菜、青香苋、红苋菜、野刺苋

食用性质：凉

主要营养成分：蛋白质、叶酸、胡萝卜素、维生素C、膳食纤维、各种矿物质

苋菜原本是一种野菜，在中国有很长的栽培历史，中国汉初的《尔雅》中称其为"蒉，赤苋"。宋代天文学家、药学家兼诗人苏颂在其《图经本草》中说道："赤苋亦谓之花苋，茎叶深赤，根茎亦可糟藏，食之甚美，味辛。"《神农本草》还将苋菜列入上品。

苋菜叶有粉绿色、红色、暗紫色或带紫斑色之分，故古人将其分为白苋、赤苋、紫苋、五色苋等多种，加上人苋和马齿苋，统称六苋。苋菜初发时的嫩芽儿最为美味，用大蒜略炒，唇齿留香。

✳ 健康功效

苋菜中铁的含量与菠菜近似，是名副其实的"补血良菜"，钙的含量则是菠菜的3倍，且不含草酸，所含钙、铁进入人体后很容易被吸收利用，对小儿的生长，特别是骨骼和牙齿的发育十分有益，并能促使骨折的愈合。

苋菜蛋白质含量比市场销售的很多乳品还要高，且容易被人体吸收利用，所含胡萝卜素比茄果类蔬菜高2倍以上，有利于提高身体免疫力、强壮体质。

苋菜含有丰富的叶酸，十分适合孕妇食用。

🍴 饮食宜忌

苋菜特别适合儿童、女性及贫血、骨折者食用。

苋菜性寒凉，阴盛阳虚体质、脾虚便溏或慢性腹泻者不宜食用。

苋菜与大蒜搭配食用最为适宜，可以降低苋菜寒凉的性质，又能更好地发挥苋菜提高免疫力的作用，并且十分可口味美。

🛒 选购秘诀

菜叶薄、平的嫩，厚、皱的老。用手紧握苋菜，手感软的嫩，硬的老。

⛰ 保存要点

用保鲜膜包裹，根部朝下，直立放入冰箱冷藏。

🍳 厨房妙招

烹饪前用开水焯一下，可以最大程度去除苋菜上的农药。

在烹饪过程中不用加水，苋菜会出很多水。

大蒜炒苋菜时，在出锅前再放入大蒜，这样就可蒜香扑鼻。

补血助长特效食谱

每100克苋菜营养素含量

水分 (克)	88.8
热量 (千卡)	31
蛋白质 (克)	2.8
脂肪 (克)	0.4
糖类 (克)	5.9
膳食纤维 (克)	1.8
胡萝卜素 (微克)	2110
维生素B$_1$ (毫克)	0.03
维生素B$_2$ (毫克)	0.01
维生素B$_3$ (毫克)	0.6
维生素C (毫克)	30
维生素E (毫克)	1.54
叶酸 (微克)	419.8
钙 (毫克)	178
磷 (毫克)	63
钾 (毫克)	340
钠 (毫克)	42.3
镁 (毫克)	38
铁 (毫克)	2.9
锌 (毫克)	0.7
硒(微克)	0.09
铜 (毫克)	0.07
锰 (毫克)	0.35

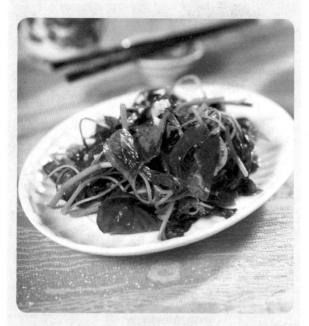

蒜炒苋菜

原料 苋菜400克，蒜5瓣，盐、味精、色拉油各适量。

做法 苋菜择洗干净，去根，切段。蒜去皮切末。锅内加油烧热，放入蒜末爆香，放入苋菜、盐、味精，用大火翻炒至熟即可。

实用小偏方

痈疮疖肿：苋菜叶适量，捣烂后敷在患处，每日更换2~3次。

消炎止痛：苋菜150克，洗净，捣烂取汁，加白糖50克拌匀。每日服用2次，可用于咽喉痛、扁桃体发炎。

小便不利：苋菜60克，空心菜100克。将苋菜和空心菜分别洗净，切碎，放入锅内，加适量清水煎煮，取汁当茶喝。

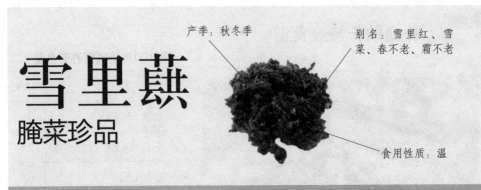

雪里蕻
腌菜珍品

产季：秋冬季

别名：雪里红、雪菜、春不老、霜不老

食用性质：温

主要营养成分：膳食纤维、叶酸、维生素C、各种矿物质

雪里蕻比较抗寒，霜雪之后，其他蔬菜都冻损了，唯独它脆嫩依然，部分变成红色，故也被称作"雪里红"。市面上出售的雪里蕻，以宁波出产的最为著名，宁波人喜欢将其腌制后食用。雪里蕻还是保定三宝之一，在当地的气候条件下，暮春三月才露面，所以又被当地人称作"春不老"，相传乾隆年间的某个大臣在食用春不老后连声称赞，并送入宫廷，名声由此传开。

❋ 健康功效

雪里蕻富含膳食纤维，且腌制后的雪里蕻有一种特殊的鲜香味，能促进肠胃消化功能，增进食欲，可用来开胃、助消化和改善便秘症状。

雪里蕻的钙、钾含量高，又有较多的维生素C，可用于补钙和提神醒脑、消除疲劳，又因其含有较少的钠，对高血压患者也十分有益，腌制后的雪里蕻钠盐含量高，不宜给高血压患者食用。

雪里蕻中的叶酸含量在蔬菜中也算是较高的，可预防孕妇宫颈癌和胎儿畸形。

🍴 饮食宜忌

雪里蕻特别适合老年人、孕妇及高血压患者食用。

雪里蕻含有较多粗纤维，肠胃功能不全者不宜过多食用。

腌制后的雪里蕻钠盐含量较高，不宜过多食用。腌制后的头几天，菜中的亚硝酸盐含量上升，对人体有害，20天之后亚硝酸盐含量下降，这时候吃比较安全，

味道也更鲜美。

🛒 选购秘诀

叶子较多、根茎较短、较鲜嫩的为佳。

🍲 保存要点

用保鲜膜包裹后放冰箱冷藏。也可腌成冬菜或梅干菜保存。

🥄 厨房妙招

巧腌雪里蕻：将雪里蕻择洗干净，晾晒掉部分水分，再放入大盆，撒盐（500克雪里蕻需要100克盐，保留其中部分盐稍后添加），揉一揉菜根，使盐分能更好渗入，待雪里蕻析出部分水分，将其码入菜坛，根压着叶，层层撒盐，用适量清水煮化余下的盐，可以加点香叶或甘草，等水凉后倒入菜坛，压上几块石头，盖上盖子即可。

秋冬季腌制，来年春夏晒干，即是梅干菜，晒掉部分水分，再重新压回菜坛，即是冬菜。

提神醒脑特效食谱

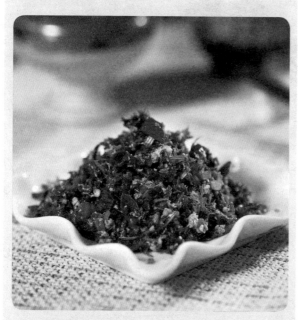

雪里蕻炒肉末

原料 腌雪里蕻100克，猪瘦肉100克，冬笋100克，干辣椒、植物油各适量。

做法 雪里蕻洗净，切丝；猪瘦肉切碎末；冬笋切丁。锅内倒油，烧至五成热时，放入肉末炒至半熟，再加入冬笋丁、干辣椒，翻炒片刻后放入雪里蕻同炒，加适量清水，中火煮4分钟即可。

实用小偏方

新鲜雪里蕻200克，红糖适量。将雪里蕻择洗干净，放入锅内，加适量清水煎煮，取汁，加红糖拌匀，可辅助食疗风寒咳嗽。

雪里蕻30克，猪肚1个，生姜、洋葱、盐各适量。将雪里蕻、猪肚、生姜和洋葱一起放入锅内，加适量清水，煮至猪肚烂熟，加盐调味，可用于小儿百日咳的辅助食疗。

每100克雪里蕻营养素含量	
水分 (克)	94
热量 (千卡)	24
蛋白质 (克)	2
脂肪 (克)	0.4
糖类 (克)	4.7
膳食纤维 (克)	1.6
胡萝卜素 (微克)	310
维生素B$_1$ (毫克)	0.03
维生素B$_2$ (毫克)	0.11
维生素B$_3$ (毫克)	0.5
维生素C (毫克)	31
维生素E (毫克)	0.74
叶酸 (微克)	82.6
钙 (毫克)	230
磷 (毫克)	47
钾 (毫克)	281
钠 (毫克)	30.5
镁 (毫克)	24
铁 (毫克)	3.2
锌 (毫克)	0.7
硒(微克)	0.7
铜 (毫克)	0.08
锰 (毫克)	0.42

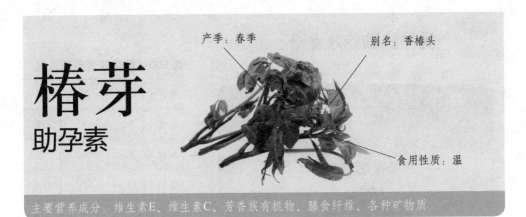

产季：春季

别名：香椿头

食用性质：温

主要营养成分：维生素E、维生素C、芳香族有机物、膳食纤维、各种矿物质

椿芽
助孕素

椿芽，是香椿树的嫩叶尖，被称为"树上蔬菜"，谷雨前后正是椿芽上市的时节，这时的椿芽醇香爽口，故有"雨前椿芽嫩如丝"之说。椿芽一般分为紫椿芽、绿椿芽，尤以紫椿芽最佳，它通体紫红、香味馥郁纯正，是春天的佳肴。

❋ 健康功效

椿芽中含有与性激素相似的物质，且含有较多的维生素E，有"助孕素"的美称，抗衰老和滋阴壮阳的功效卓著。

椿芽中的香椿素等挥发性芳香族有机物，可健脾开胃、增进食欲，且能透过蛔虫的表皮，使蛔虫不能附着在肠壁上而被排出体外，可用于治疗蛔虫病。

椿芽含有较多的维生素C和胡萝卜素，有助于增强身体免疫力，对皮肤也有很好的美容作用。

🍴 饮食宜忌

椿芽特别适合育龄男女、食欲不佳者及有蛔虫病者食用。

唐代《食疗本草》认为："椿芽性温，多食动风，熏十二经脉、五脏六腑。"椿芽为发物，慢性病患者不宜过多食用。

🛒 选购秘诀

有清香、色泽翠绿、芽叶细而卷、尖端略呈红绿色、手感柔软者为佳。

🍲 保存要点

椿芽洗净，用沸水汆烫，沥干水分后分成小份，用保鲜膜包裹几层，密封放置在保鲜袋中，再放入冰箱冷冻室，可以保鲜几个月，吃的时候拿出来化冻。也可将椿芽腌制后保存。

🍳 厨房妙招

烹饪前将椿芽用开水焯过，椿芽就会香味浓郁、鲜嫩爽脆。

助孕特效食谱

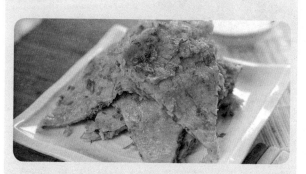

椿芽烘蛋

原料 椿芽100克，鸡蛋3个，植物油、料酒、盐各适量。

做法 将椿芽择洗干净，鸡蛋打入碗中，加椿芽、料酒、盐搅打均匀。锅内倒油，烧至七成热，缓缓倒入鸡蛋糊，翻炒均匀即可。

椿芽炒虾

原料 椿芽100克，鲜虾300克，香葱、生姜、植物油、料酒、盐、味精各适量。

做法 椿芽择洗干净；鲜虾清理干净，放入碗中，加生姜、料酒、盐腌制。锅内倒油，烧热，放香葱、生姜炒香，放入虾和椿芽稍翻炒，加适量清水，大火烧沸，小火焖熟，加盐、味精炒匀即可。

实用小偏方

呕吐时，将椿芽20克，生姜3片，用适量清水煎煮，取汁服用，每日2次。

取椿芽250克，红枣10粒。椿芽切碎；红枣去核，碾成泥，两者和为丸。每丸重约3克，每次服2丸，每日服2次，温开水送服，用于胃溃疡的辅助食疗。

疮痈肿毒：椿芽50克，大蒜50克，加适量盐，捣烂，外敷患处，每日2次。

缓解尿道炎、滴虫性阴道炎：椿芽50克，用适量清水煎煮，取汁熏洗局部，每日2次。

每100克椿芽营养素含量

水分 (克)	85.2
热量 (千卡)	47
蛋白质 (克)	1.7
脂肪 (克)	0.4
糖类 (克)	10.9
膳食纤维 (克)	1.8
胡萝卜素 (微克)	700
维生素B_1 (毫克)	0.07
维生素B_2 (毫克)	0.12
维生素B_3 (毫克)	0.9
维生素C (毫克)	40
维生素E (毫克)	0.99
钙 (毫克)	96
磷 (毫克)	147
钾 (毫克)	172
钠 (毫克)	4.6
镁 (毫克)	36
铁 (毫克)	3.9
锌 (毫克)	2.25
硒 (微克)	0.42
铜 (毫克)	0.09
锰 (毫克)	0.35

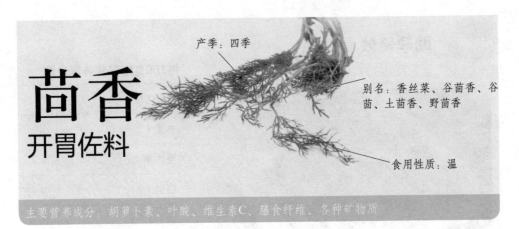

茴香

开胃佐料

产季：四季

别名：香丝菜、谷茴香、谷茴、土茴香、野茴香

食用性质：温

主要营养成分：胡萝卜素、叶酸、维生素C、膳食纤维、各种矿物质

茴香原产于地中海地区，在我国也早有栽培，在《药性论》中就有记载。茴香的茎、叶可作为蔬菜食用，果实则作为佐料。关于茴香还有一段佳话，清朝末年，俄罗斯富商米哈伊洛夫乘船游览杭州西湖，突然疝气发作，一个老中医用中药茴香一两，研成粗末，让他用二两浙江绍兴黄酒送服，大约过了20分钟，他的疝痛奇迹般地减轻，并很快消失。

✱ 健康功效

茴香主要成分是茴香油，能刺激胃肠道蠕动，促进消化液分泌，有健胃、行气的功效，有助于缓解痉挛、减轻疼痛，还有抗菌消炎作用。

茴香含有茴香烯，能促进骨髓细胞成熟并释放入外周血液，有明显的升高白细胞的作用，增强身体免疫力，并可用于白细胞减少症。

茴香性质温热，有温肾暖肝、散寒止痛的作用，特别适合有痛经症状的女性食用。

饮食宜忌

茴香特别适合食欲不振者、免疫力低下者及女性食用。

茴香性温，损耗津液，阴虚火旺者、干燥症患者、更年期综合征患者、糖尿病患者不宜食用，容易上火。

选购秘诀

根茎部结实紧致、不太粗者为佳。

保存要点

放在阴凉处，遮光、密封保存。

厨房妙招

茴香的茎、叶做馅料，用开水略焯，其芳香味更为浓郁。

茴香的果实常作为菜肴的佐料，配合花椒使用能使菜肴味道更佳。

消食开胃特效食谱

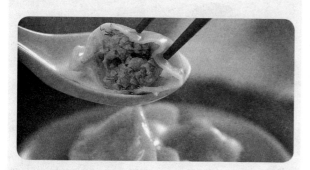

茴香饺子

原料 面粉100克，虾仁50克，茴香50克，生姜、香油、酱油、料酒、盐各适量。

做法 先用适量清水把面粉和成面团，放置30分钟后待用。把面团分成10份，每份用擀面杖擀成饺子皮。把虾仁剁成泥，生姜切碎，再加入香油、酱油、料酒、盐拌匀；把茴香择洗干净，沥去水，切碎与虾泥拌匀即可。按常法包饺子、煮饺子即可。

茴香炒蛋

原料 茴香100克，鸡蛋3个，花椒、香葱、植物油、料酒、盐各适量。

做法 茴香择洗干净，切碎，鸡蛋打入碗中，加茴香、料酒、盐搅打均匀。锅内倒油，烧热，放入花椒、香葱炒香，放入鸡蛋糊翻炒均匀即可。

实用小偏方

肾虚耳鸣者，可取茴香适量，捣烂取汁，如果是右耳耳鸣，滴入左耳，反之亦然。

尿频者，可取茴香适量，加盐炒干，研成粉末，50克糯米团蒸熟后蘸茴香粉食用。

每100克茴香营养素含量

水分 (克)	91.2
热量 (千卡)	24
蛋白质 (克)	2.5
脂肪 (克)	0.4
糖类 (克)	4.2
膳食纤维 (克)	1.6
胡萝卜素 (微克)	2410
维生素B$_1$ (毫克)	0.06
维生素B$_2$ (毫克)	0.09
维生素B$_3$ (毫克)	0.8
维生素C (毫克)	26
维生素E (毫克)	0.94
叶酸 (微克)	120.9
钙 (毫克)	154
磷 (毫克)	23
钾 (毫克)	149
钠 (毫克)	186.3
镁 (毫克)	46
铁 (毫克)	1.2
锌 (毫克)	0.73
硒(微克)	0.77
铜 (毫克)	0.04
锰 (毫克)	0.31

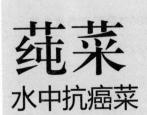

莼菜
水中抗癌菜

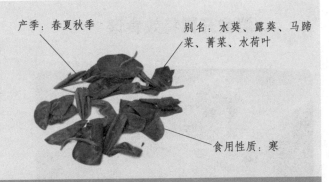

产季：春夏秋季

别名：水葵、露葵、马蹄菜、菁菜、水荷叶

食用性质：寒

主要营养成分：多糖、B族维生素、维生素C、膳食纤维、各种矿物质

　　莼菜是睡莲科的一种水草，采其尚未露出水面的嫩叶食用，以西湖莼菜最为著名。由莼菜做成的汤或羹格外鲜美，据说乾隆皇帝多次南巡杭州，每次都要以西湖莼菜做羹食用。历史上还有个"莼鲈之思"的典故，据说魏晋时期，齐王手下的大臣张翰因思念家乡的莼菜和鲈鱼，辞官回乡。

✳ 健康功效

　　莼菜黏液中有多糖成分，有清热解毒、杀菌消炎、防癌抗癌的作用，并能增强身体免疫力。

　　莼菜中含有一定量的维生素B_{12}，是细胞生长分裂及构成神经细胞所必需的成分，可用于防止巨幼细胞性贫血、肝炎及肝硬化等病症。

　　莼菜中含有较多的锌，可促进小儿智力发展，预防小儿多动症，并有助孕作用。

🍴 饮食宜忌

　　莼菜特别适合儿童、贫血者、肝病患者和抵抗力较弱者食用。

　　莼菜性寒，脾胃虚寒、大便溏泻者不宜过多食用，女性经期和孕妇产后忌食。

　　莼菜做汤菜最为适宜，与鱼肉或禽肉搭配也较适宜，与畜肉搭配则不能获得较佳的口感和味道。

🛒 选购秘诀

　　嫩叶新鲜、颜色深绿，卷叶包紧，用手摸有滑腻感者为佳。

🍲 保存要点

　　新鲜莼菜择洗干净，放入清水中可保存1~2天。

✂ 厨房妙招

　　莼菜含有较多单宁物质，不可用铁锅烹饪，否则易变黑。

抗癌特效食谱

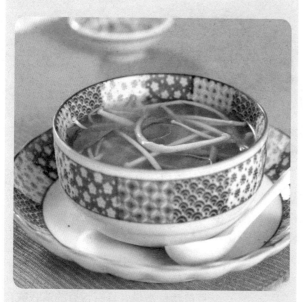

金针菇莼菜汤

原料 金针菇200克，莼菜100克，高汤、盐、鸡精、香油各适量。

做法 金针菇去根切段，莼菜洗净。锅内加高汤烧沸，放入金针菇、莼菜煮熟，用盐、鸡精调味，淋入香油即可。

实用小偏方

青春痘： 莼菜100克，鲜肉汤400毫升，熟猪油20克，盐、味精各适量。莼菜用开水略焯，放入碗中。锅内倒入鲜肉汤，大火煮沸，加盐、味精，去掉浮沫，倒入莼菜碗中，淋上猪油即可。

预防胃癌： 鲜嫩莼菜300克。将莼菜用适量清水轻轻漂洗后，切碎，捣烂成糊状，放入锅内，加适量清水，小火煨煮成黏稠液，收汁至1000毫升。当饮料，每日2次，每次250毫升。

每100克莼菜营养素含量

水分 (克)	94.5
热量 (千卡)	20
蛋白质 (克)	1.4
脂肪 (克)	0.1
糖类 (克)	3.8
膳食纤维 (克)	0.5
胡萝卜素 (微克)	330
维生素B_2 (毫克)	0.01
维生素B_3 (毫克)	0.1
维生素E (毫克)	0.9
钙 (毫克)	42
磷 (毫克)	17
钾 (毫克)	2
钠 (毫克)	7.9
镁 (毫克)	3
铁 (毫克)	2.4
锌 (毫克)	0.67
硒(微克)	0.67
铜 (毫克)	0.04
锰 (毫克)	0.26

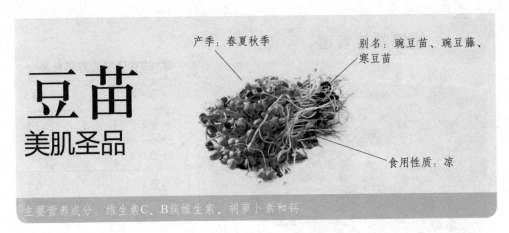

产季：春夏秋季

别名：豌豆苗、豌豆藤、寒豆苗

食用性质：凉

豆苗
美肌圣品

主要营养成分：维生素C、B族维生素、胡萝卜素和钙

　　豆苗为豆科植物豌豆的嫩苗，豆苗的可食部位是嫩梢和嫩叶。豆苗苗茎长白，细条型，叶在苗茎顶段，叶小，质地柔嫩。以豆苗作为食品，由来已久，明朝李时珍《本草纲目》说："豌豆种出西湖，今北土甚多，九月下种，苗生柔弱如蔓，有须，叶似蒺藜叶，两两相对，嫩时可食。"

健康功效

　　豆苗含维生素C，具有利尿、止泻、消肿、止痛和助消化等作用。

　　豆苗中含有一定量的B族维生素，能治疗晒黑的肌肤，使肌肤清爽不油腻。

　　豆苗所富含的类黄酮物质不但能够增加血管弹性，使血液的流动变得更加顺畅，同时还能抑制血压上升。

　　豆苗含有大量的膳食纤维，经常食用可促进胃肠道蠕动，减少消化系统对糖分的吸收。

　　豆苗还含有胆碱、蛋氨酸等，有助于防止动脉粥样硬化。

饮食宜忌

　　有脚气及下肢水肿者，患有动脉硬化、高血压、高脂血症和糖尿病的患者适宜食用豆苗。

　　豆苗颜色嫩绿，具有豌豆的清香味，故最宜用于汤肴。豆苗和猪肉同食，对预防糖尿病有较好的作用。

选购秘诀

　　选购豆苗，以径粗叶大、新鲜肥嫩的为最优。

保存要点

　　豆苗不宜保存，建议现买现食，或放入打了洞的保鲜袋，放入冰箱冷藏室内短暂储存。

厨房妙招

　　制作上汤豆苗时，豆苗在上汤里煮的时间不宜太长，尽量保持豆苗的营养成分和口感。

抗癌特效食谱

每100克豆苗营养素含量

水分 (克)	89.6
热量 (千卡)	34
蛋白质 (克)	4.0
脂肪 (克)	0.8
糖类 (克)	4.6
膳食纤维 (克)	1.9
胡萝卜素 (微克)	2667
维生素B_2 (毫克)	0.05
维生素B_3 (毫克)	0.11
维生素E (毫克)	2.46
钙 (毫克)	40
磷 (毫克)	67
钾 (毫克)	222
钠 (毫克)	18.5
镁 (毫克)	21
铁 (毫克)	4.2
锌 (毫克)	0.77
硒(微克)	1.09
铜 (毫克)	0.20
锰 (毫克)	0.76

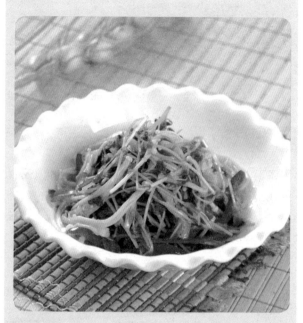

金针菇豆苗

原料 金针菇200克，豆苗100克，红椒50克，盐、味精、香油、蒜蓉各适量。

做法 金针菇去根，红椒切丝。锅加水烧开，下金针菇、豆苗焯水捞出，晾凉。把豆苗、金针菇、红椒放入盆中，加盐、味精、香油、蒜蓉拌匀即可。

实用小偏方

豆苗150克，绞汁与鸭蛋清调匀，涂敷患处，逐日3次，可用于祛除色斑。

嫩豆苗500克，捣烂绞汁，分2次服用，可用于糖尿病的辅助食疗。

芹菜300克，豆苗250克，水煎，代茶频服，可用于高血压的辅助食疗。

高血压、心脏病：豆苗50克，洗净，捣烂，榨汁，每次饮半杯，每日2次。

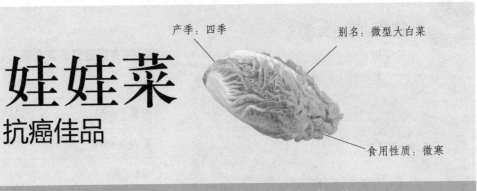

产季：四季

别名：微型大白菜

娃娃菜
抗癌佳品

食用性质：微寒

主要营养成分：胡萝卜素、B族维生素、维生素C、钙、磷、铁、锌

　　娃娃菜是一种袖珍型小株白菜，属于十字花科芸苔属白菜亚种，是从日本（又说是韩国）引进的一款蔬菜新品种，近几年开始在国内受到青睐，营养价值和大白菜的完全相同。娃娃菜最适合做成上汤菜肴，将其与红枣和枸杞一同烹煮，可衬托出娃娃菜的清甜之味，常吃还有养胃生津、除烦解渴、清热解毒之效。

✳ 健康功效

　　娃娃菜富含维生素和硒，有助于提高人体抗氧化能力，起到防癌抗癌的作用。

　　娃娃菜还含有丰富的膳食纤维和微量元素，有助于预防结肠癌。

🍴 饮食宜忌

　　娃娃菜性微寒，特别适合肺热咳嗽、便秘、肾病患者多食，同时女性宜多吃。

　　适宜慢性习惯性便秘、伤风感冒、肺热咳嗽、咽喉发炎、腹胀及发热之人食用。

　　胃寒腹痛、大便溏泻及寒痢者不可多吃。

　　腐烂的娃娃菜不能吃，由于在细菌的作用下，大白菜中的硝酸盐转变为有毒的亚硝酸盐。

🛒 选购秘诀

　　娃娃菜和普通白菜的主要区别在于：（1）外形，娃娃菜颜色微黄，帮薄，细褶；（2）口感，娃娃菜微甜，味道无生辛味。

🍲 保存要点

　　放在冰箱0~5℃环境下可保存三四天，这样能保证蔬菜的新鲜程度和口感，常温保存会产生亚硝酸盐，容易致癌。

🔪 厨房妙招

　　娃娃菜极易煮熟，下锅清蒸时间不宜长，尤其是煮汤的时间要控制好，否则会煮得软烂又不好吃。

清热解毒特效食谱

每100克娃娃菜营养素含量	
水分 (克)	94.6
热量 (千卡)	17
蛋白质 (克)	2.5
脂肪 (克)	0.1
糖类 (克)	3.2
膳食纤维 (克)	0.8
胡萝卜素 (微克)	120
维生素B$_1$ (毫克)	0.04
维生素B$_2$ (毫克)	0.05
维生素B$_5$ (毫克)	0.6
维生素C (毫克)	31
维生素E (毫克)	0.76
叶酸 (微克)	14.8
钙 (毫克)	50
磷 (毫克)	51
钠 (毫克)	57.5
镁 (毫克)	11
铁 (毫克)	0.7
锌 (毫克)	0.38
硒 (微克)	0.49
铜 (毫克)	0.05
锰 (毫克)	0.15

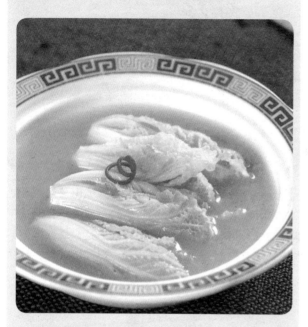

上汤娃娃菜

原料 娃娃菜3~4棵，海米50克，培根肉2片，蒜片、姜末、高汤、盐、鸡精、香油、色拉油各适量。

做法 娃娃菜洗净，去除最外面的一层，海米用开水泡发。锅中加底油烧热，放入蒜片、姜末爆香，放入泡好的海米、培根肉炒至发硬后烹入高汤煮沸，加盐、鸡精调味，放入娃娃菜浸煮约2分钟捞出。将锅中的汤继续熬至浓稠，捞出海米、培根肉不用，再淋上香油，均匀浇在娃娃菜上即可。

实用小偏方

娃娃菜500克，海米20克，冬笋30克，水发冬菇2朵，植物油烹炒，加高汤烧烂，可有消食的功效。

娃娃菜500克，金针菇100克，用鸡汤来做高汤，对减压、提高免疫力作用明显。

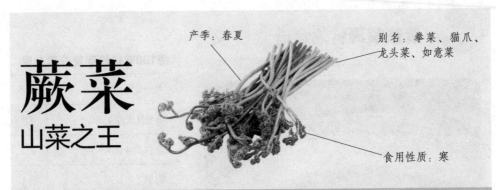

产季：春夏

别名：拳菜、猫爪、龙头菜、如意菜

蕨菜
山菜之王

食用性质：寒

主要营养成分：胡萝卜素、维生素、蛋白质、粗纤维、钾、钙、镁、蕨素、蕨苷、乙酰蕨素、胆碱、甾醇

蕨菜喜生于浅山区向阳地块，多分布于稀疏针阔混交林，被称为"山菜之王"。据《齐民要术》记载，后魏年间，甘肃天水人吃蕨菜的方法是：二月间采集，制成干菜，放到秋冬时食用。李时珍《本草纲目》记载，明人吃蕨菜的方法是：采取嫩茎，用灰汤煮去黏液，晒干当菜吃。当代，蕨菜烹制方法甚多——煮、烧、煨、炖、炒，菜肴品种不胜枚举。

✱ 健康功效

蕨菜素对细菌有一定的抑制作用，可用于发热不退、肠风热毒、湿疹、疮疡等病症，具有良好的清热解毒、杀菌清炎之功效。

蕨菜所含的膳食纤维，能促进胃肠蠕动，具有下气通便的作用，能清肠排毒。

🍴 饮食宜忌

一般人群均可食用，脾胃虚寒者慎用，常人也不宜多食。

🛒 选购秘诀

质量较好的蕨菜颜色呈程度不太一致的绿色，质量较差的蕨菜呈现非常均匀的绿色，而且较鲜艳。从保鲜蕨菜的汤汁状态来看，质量较好的蕨菜汤汁澄清透明，而质量较差的蕨菜，汤汁非常浑浊，颜色上有一些淡淡的绿色。

🍽 保存要点

蕨菜可鲜食，但较难以保鲜，所以市场上常见其腌制品或干品。蕨菜摘回后要马上进行处理，防止老化。先摘掉卷头蕨花，擦净细毛，用浓度为1%的草木灰水（即有1.5千克的优质干稻草烧成灰粉后，用水溶化过滤，再兑干净的自然水80~100升）进行浸泡3~5小时。可用浓度为1%的草木灰水和相应的蕨菜同时放锅内，用大火，烧至灰水冒汽泡再延长2~4分钟即可。

🔪 厨房妙招

蕨菜可鲜食或晒干菜，制作时用沸水烫后晒干即成。吃时用温水泡发，再烹制各种美味菜肴。

鲜品在食用前也应先在沸水中浸烫一下后过凉，以清除其表面的黏液质和土腥味。

补锰特效食谱

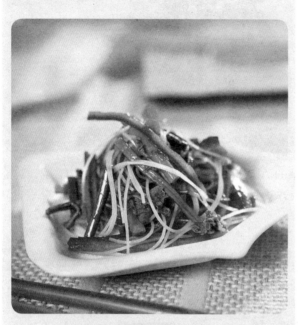

凉拌蕨菜

原料 蕨菜150克，粉丝100克，红椒半个，盐、味精、蒜、香油各适量。

做法 蕨菜切段，放入沸水中焯水过凉。粉丝泡好，入沸水中煮熟。红椒去子切丝。蒜洗净剁末。蕨菜、粉丝、红椒放入盆中，加盐、味精、蒜末、香油拌匀即可。

实用小偏方

清热解毒：蕨菜研末，每服3~6克，米汤送下。

润肠：蕨菜15克，以水浸漂后切段；黑木耳6克，用水泡胀；猪瘦肉100克，切片，用水淀粉拌匀，待锅中食油煎熟后放入，炒至变色，即加入蕨菜、黑木耳及盐、酱油、醋、白糖、泡姜、泡辣椒等翻炒均匀后食用。

每100克蕨菜营养素含量

水分 (克)	94.6
热量 (千卡)	39
蛋白质 (克)	1.6
脂肪 (克)	0.4
糖类 (克)	9.0
膳食纤维 (克)	1.8
胡萝卜素 (微克)	1100
维生素B_2 (毫克)	-
维生素B_3 (毫克)	-
维生素E (毫克)	0.78
钙 (毫克)	17
磷 (毫克)	50
钾 (毫克)	292
钠 (毫克)	-
镁 (毫克)	30
铁 (毫克)	4.2
锌 (毫克)	0.60
硒 (微克)	-
铜 (毫克)	0.16
锰 (毫克)	0.32

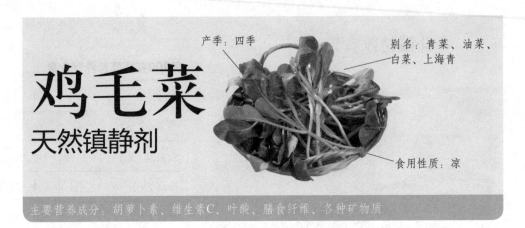

鸡毛菜

天然镇静剂

产季：四季

别名：青菜、油菜、白菜、上海青

食用性质：凉

主要营养成分：胡萝卜素、维生素C、叶酸、膳食纤维、各种矿物质

鸡毛菜是十字花科植物小白菜的幼苗的俗称，此叫法以上海一带最为普遍。鸡毛菜原产我国，各地均有栽培，以南方栽种最广，一年四季供应，春夏两季最多。

✳ 健康功效

鸡毛菜所含的矿物质能够促进骨骼的发育，加速人体的新陈代谢和增强身体的造血功能。

鸡毛菜含维生素B_1、维生素B_6、泛酸等营养成分，能缓解精神紧张，有助于保持平静的心态。

鸡毛菜中含有大量膳食纤维，可防止血浆胆固醇形成，以减少动脉粥样硬化的形成，保持血管弹性。

🍴 饮食宜忌

因鸡毛菜性凉，脾胃虚寒、大便溏薄者不宜多食。

鸡毛菜不宜生食。

🛒 选购秘诀

以无黄叶、无烂叶、外形整齐者最好。叶尖萎蔫的不宜购买，刀口有水珠的表示新鲜度最高。

🍱 保存要点

保鲜袋包装后可冷藏2~3天。不可将洗过的鸡毛菜在冰箱里保存太长时间，以免腐烂。

🍳 厨房妙招

烹饪宜用大火快炒，可减少营养损失。

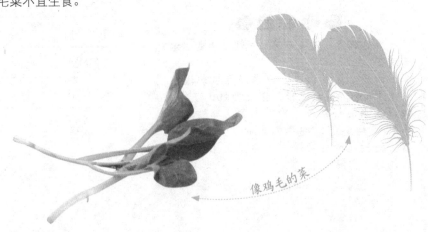

像鸡毛的菜

幼儿营养特效食谱

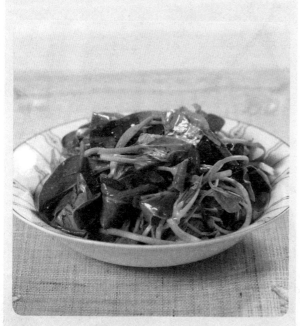

炝拌鸡毛菜

原料 鸡毛菜500克，干辣椒、蒜蓉、盐、味精、色拉油各适量。

做法 鸡毛菜摘干净，洗净沥干。干辣椒、蒜蓉用烧热的油炸香成辣椒油。盐、味精、辣椒油和鸡毛菜拌匀即可。

每100克鸡毛菜营养素含量

水分 (克)	94.5
热量 (千卡)	15
蛋白质 (克)	1.3
脂肪 (克)	0.3
糖类 (克)	2.3
膳食纤维 (克)	2.1
维生素C (毫克)	40
维生素B_2 (毫克)	0.03
维生素B_3 (毫克)	0.08
烟酸 (毫克)	0.6
钙 (毫克)	56
磷 (毫克)	32
钾 (毫克)	346
钠 (毫克)	66
镁 (毫克)	23.4
铁 (毫克)	1.2
氯 (毫克)	120

实用小偏方

鸡毛菜150克，豆腐皮100克，红枣3粒，豆腐皮、红枣进行焖煮，煮至菜将熟时，加入鸡毛菜略煮，可清肺热、止咳、消痰，对支原体肺炎有辅助食疗作用。

鸡毛菜15克，荠菜15克，将鸡毛菜、荠菜用水煎服连服3天，停一天可再服，用于高血压的辅助食疗。

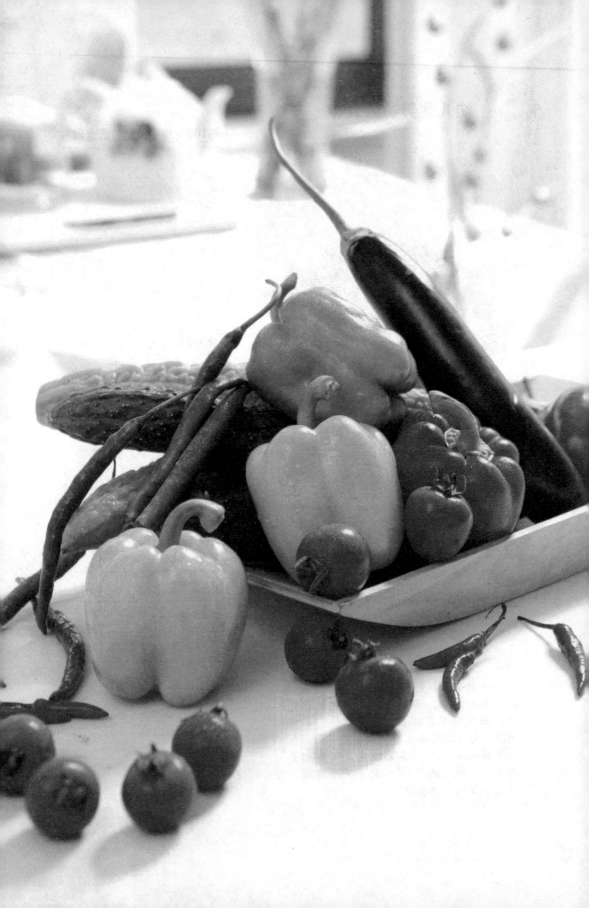

第三章

果菜类

　　或是酸甜多汁，或是清脆可口，含有较多的糖类，硝酸盐含量较低，这类蔬菜受有害物质污染最小，很多营养成分存在于果皮上，带皮食用最佳。

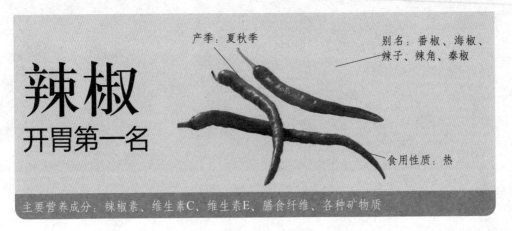

辣椒

开胃第一名

产季：夏秋季

别名：番椒、海椒、辣子、辣角、秦椒

食用性质：热

主要营养成分：辣椒素、维生素C、维生素E、膳食纤维、各种矿物质

辣椒原产于墨西哥，15世纪末，哥伦布发现美洲之后把辣椒带回欧洲，并由此传播到世界其他地方，明末传入我国湘楚之地，而印度的"魔鬼辣椒"是全世界最辣的辣椒。

辣椒果实未成熟时呈绿色，成熟后变成鲜红色、黄色或紫色，以红色最为常见。新鲜的青红辣椒可做菜食用，红辣椒经过加工可以制成干辣椒、辣椒酱等。

✳ 健康功效

辣椒中的辣椒素，有降血糖、缓解皮肤疼痛、扩张血管、燃烧体内脂肪的作用，还可促进肠胃蠕动，增进食欲，促进胃黏膜再生，从而降低胃溃疡发病率。

辣椒的维生素C含量在蔬菜中是比较高的，可使体内多余的胆固醇转变为胆汁酸，从而预防胆结石。

🍴 饮食宜忌

辣椒特别适合女性、心脑血管病患者及肥胖者食用。

痔疮患者、有眼部疾病者、胃肠功能不佳者、各种溃疡症患者、慢性胆囊炎患者和产妇不宜食用辣椒。

辣椒和鳝鱼搭配食用，可更好地发挥两者降血糖的功效。

最好的缓解辣味的食物是牛奶，尤其是脱脂牛奶。

🛒 选购秘诀

大小均匀、果皮坚实、肉厚脆嫩、不裂口、无斑无虫咬者为佳。

🍱 保存要点

用纸包裹，放在阴凉通风处。

🍳 厨房妙招

切辣椒时，将菜刀在冷水中蘸一下，就不会刺激眼睛了。

辣椒炒好装盘后适当洒些醋，既可减少辣椒中维生素C的损失，又能减弱辣椒的辣味，吃起来十分可口。

为了保持青辣椒碧绿脆嫩的特色，不要用酱油，否则菜色就会变暗，味道也不清香。

减肥特效食谱

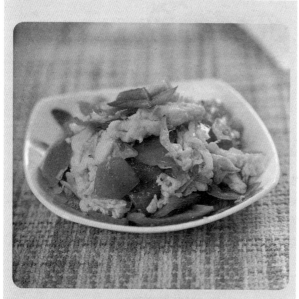

虾皮青椒鸡蛋

原料 鸡蛋4个，青辣椒片150克，虾皮30克，红辣椒片、番茄块各50克，盐、鸡汤、酱油、淀粉、色拉油各适量。

做法 鸡蛋磕入碗中，加入虾皮、盐搅拌均匀成调味蛋液。将鸡汤、酱油、淀粉放入碗中，调匀成味汁。锅内放油烧热后，将调味蛋液放入炒熟，倒入盘中备用。炒锅再置火上，放油，投入青辣椒片、红辣椒片、番茄块炒熟，再倒入盘中的鸡蛋，烹入味汁，翻炒均匀即成。

实用小偏方

　　牙痛：鲜辣椒切碎，加醋煮熟，趁温热时含漱。

　　冻疮：红辣椒适量，加适量清水煎煮，取汁外洗，涂擦患处。

　　秃顶：尖头辣椒100克，高度白酒500毫升，将辣椒放入白酒浸泡10天，用浸泡液涂于脱发处，每日2~3次。

每100克辣椒营养素含量

水分（克）	91.9
热量（千克）	23
蛋白质（克）	1.4
脂肪（克）	0.3
糖类（克）	5.8
膳食纤维（克）	2.1
胡萝卜素（微克）	340
维生素B$_1$（毫克）	0.03
维生素B$_2$（毫克）	0.04
维生素B$_5$（毫克）	0.5
维生素C（毫克）	62
维生素E（毫克）	0.88
叶酸（微克）	3.6
钙（毫克）	15
磷（毫克）	33
钾（毫克）	209
钠（毫克）	2.2
镁（毫克）	15
铁（毫克）	0.7
锌（毫克）	0.22
硒（微克）	0.62
铜（毫克）	0.11
锰（毫克）	0.14

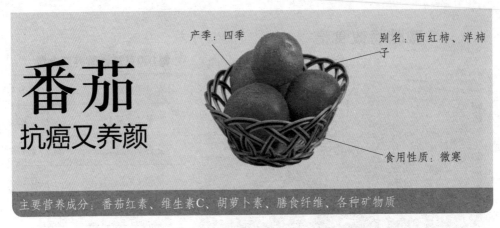

番茄
抗癌又养颜

产季：四季

别名：西红柿、洋柿子

食用性质：微寒

主要营养成分：番茄红素、维生素C、胡萝卜素、膳食纤维、各种矿物质

番茄原产于秘鲁和墨西哥，是当地的野生浆果，当地人将其看作有毒果子，直到18世纪的一个画家冒险食用后没发生问题，才开始被作为蔬菜食用。中国约在20世纪初才开始栽培，50年代以后大量栽培，成为一种重要的蔬菜和水果。

据说英国有个名叫俄罗达拉里的公爵，将番茄作为稀世珍品献给他的情人伊丽莎白女王，以示对爱情的忠贞，此后，番茄便有了"爱情果"的美名。

健康功效

番茄中的番茄红素是优良的抗氧化剂，能清除人体内的自由基，抑制视网膜黄斑变性，预防心血管疾病，有效地减少各种癌症的发生，抗癌效果高于β-胡萝卜素，还有利尿和抑菌的作用。

番茄富含果酸，又有较多维生素C，维生素C在酸性环境更容易被人体吸收，这使番茄中维生素C的利用率大大提高，美容护肤的功效显著。

番茄富含果胶，食用后容易有饱腹感，并能减少脂肪吸收，且其热量极低，有助减肥瘦身。

饮食宜忌

番茄特别适合女性、高血压患者、眼部疾病患者和癌症患者食用。

番茄性微寒，肠胃功能不好者不宜过多食用。

未成熟的青色番茄有毒，不宜食用。

选购秘诀

果实圆正、有蒂，硬度适宜，富有弹性者为佳。红色浓重者番茄红素含量高。着色不均匀的花脸番茄味道和营养都较差。

保存要点

番茄不宜放在冰箱中保存，经低温后会变软，失去鲜味，甚至酸败腐烂。放阴凉干燥处保存即可。

厨房妙招

将金属叉子或筷子插入番茄底部，再将番茄放到火上直接烤，一边烤一边转动番茄，番茄表皮受热会爆开，大约15秒后就可将完整的番茄皮撕下来了。

做番茄炒蛋时，停火后再放盐，使得番茄的酸甜味得以自然渗透出来，而且汤汁也充足。烹饪时不需要加水，也不需要加白糖、味精等调料。

吃对蔬菜排好毒 第2版

防癌养颜特效食谱

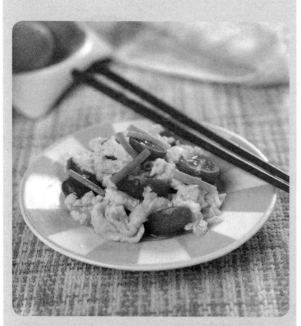

番茄炒蛋

原料 番茄150克，鸡蛋3个，植物油、盐各适量。

做法 鸡蛋要搅得很均匀；番茄切大片。锅内倒油，放入鸡蛋汁翻炒，同时不断铲成小碎块，再放番茄，感觉锅似乎有点儿干时，马上关火，加盐，趁余温拿铲子翻动番茄和鸡蛋，待稍有汤汁即可。

实用小偏方

番茄100克，土豆50克，捣烂，取汁混匀后饮用，可辅助食疗胃溃疡。

番茄50克，苹果50克，捣烂，与15克芝麻拌匀后服用，可辅助食疗贫血。

青春痘：番茄1个，奶粉、蜂蜜各适量。将番茄煮熟，捣烂，加奶粉和蜂蜜，搅拌成糊状，均匀涂在脸上，10分钟后用温水洗净即可。

每100克番茄营养素含量

水分 (克)	94.4
热量 (千克)	19
蛋白质 (克)	0.9
脂肪 (克)	0.2
糖类 (克)	4
膳食纤维 (克)	0.5
胡萝卜素 (微克)	550
维生素B$_1$ (毫克)	0.03
维生素B$_2$ (毫克)	0.03
维生素B$_5$ (毫克)	0.6
维生素C (毫克)	19
维生素E (毫克)	0.57
叶酸 (微克)	5.6
钙 (毫克)	10
磷 (毫克)	23
钾 (毫克)	163
钠 (毫克)	5
镁 (毫克)	9
铁 (毫克)	0.4
锌 (毫克)	0.13
硒(微克)	0.15
铜 (毫克)	0.06
锰 (毫克)	0.08

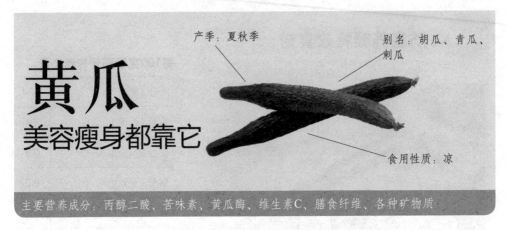

产季：夏秋季

别名：胡瓜、青瓜、刺瓜

食用性质：凉

黄瓜
美容瘦身都靠它

主要营养成分：丙醇二酸、苦味素、黄瓜酶、维生素C、膳食纤维、各种矿物质

黄瓜是汉朝张骞出使西域时带回来的，所以原名叫胡瓜，据说后赵王朝的建立者石勒严禁语言文字出现"胡"字，"胡瓜"就被改作"黄瓜"。真正成熟的黄瓜的皮是黄色的，里头的籽也很硬，但后人发现未长成熟的黄瓜更脆更好吃，所以就在绿的时候摘下来食用。

✴ 健康功效

黄瓜中所含的丙醇二酸，可抑制糖类物质转变为脂肪。

黄瓜中含有的苦味素能提高人体免疫力，抗肿瘤，该物质还可治疗慢性肝炎和迁延性肝炎，能延长原发性肝癌患者的生存期。此外，黄瓜中的丙氨酸、精氨酸和谷氨酰胺对肝病患者，特别是对酒精性肝硬化患者有一定辅助治疗作用，可防治酒精中毒。

黄瓜中所含的葡萄糖苷、果糖等不参与通常的糖代谢，特别适合糖尿病人食用。

黄瓜中的黄瓜酶，有很强的生物活性，能有效地促进人体新陈代谢。用黄瓜捣汁涂擦皮肤，有润肤、去皱纹的功效。

🍴 饮食宜忌

黄瓜特别适合女性、肝病患者及糖尿病患者食用。

黄瓜性凉，脾胃虚寒者不宜食用。

🛒 选购秘诀

果实硬实有光泽，最好带花的，这样的黄瓜新鲜。

🍲 保存要点

黄瓜与番茄、苹果等不能放在一起保存，因为黄瓜忌乙烯，而番茄和苹果等果蔬会释放乙烯，会加快黄瓜变质。

放在阴凉干燥处保存即可。

🔪 厨房妙招

吃黄瓜时要保留皮和子。黄瓜皮中含有丰富的类黄酮物质，黄瓜子中含有大量的维生素E，可以帮助肺部增强对空气污染的抗性，还能预防孕妇流产，增加男性精力。

食用时不可将黄瓜尾部全部丢掉，此处含大量具有抗癌作用的苦味素。

吃对蔬菜排好毒 第2版

防癌减肥特效食谱

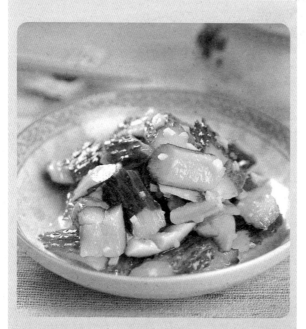

拍黄瓜

原料 黄瓜150克，蒜末、香油、白醋、酱油、盐、味精各适量。

做法 黄瓜洗净，切去瓜头、瓜尾，顺长一切两片。剖面朝刀板，用刀背轻拍使其脆裂，斜切成块。黄瓜块放入碗中，滴入白醋，加入盐拌匀后捞出控水，放在盘中。将蒜末、香油、酱油、味精调成味汁，浇在黄瓜上，吃时拌匀即可。

实用小偏方

　　大米100克，黄瓜300克，盐、生姜各适量。将所有材料放入锅内，加适量清水，煮成粥，可用于雀斑的辅助食疗。

　　每天用黄瓜根部擦患处，可用于牛皮癣。

　　取黄瓜150克，大蒜适量。黄瓜切片，大蒜捣烂，凉拌食用，用于高血脂的辅助食疗。

　　痱子：黄瓜去皮，切片，外擦患处。

每100克黄瓜营养素含量

水分 (克)	95.8
热量 (千克)	15
蛋白质 (克)	0.8
脂肪 (克)	0.2
糖类 (克)	2.9
膳食纤维 (克)	0.5
胡萝卜素 (微克)	90
维生素B_1 (毫克)	0.02
维生素B_2 (毫克)	0.03
维生素B_5 (毫克)	0.2
维生素C (毫克)	9
维生素E (毫克)	0.49
钙 (毫克)	24
磷 (毫克)	24
钾 (毫克)	102
钠 (毫克)	4.9
镁 (毫克)	15
铁 (毫克)	0.5
锌 (毫克)	0.18
硒(微克)	0.38
铜 (毫克)	0.05
锰 (毫克)	0.06

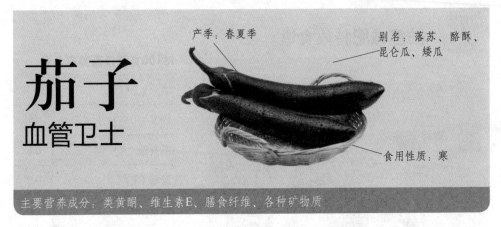

产季：春夏季

别名：落苏、酪酥、昆仑瓜、矮瓜

茄子
血管卫士

食用性质：寒

主要营养成分：类黄酮、维生素E、膳食纤维、各种矿物质

茄子起源于东南亚热带地区，在中国栽培的历史悠久，南北朝栽培的茄子为圆形，与野生形状相似，元代则培养出长形茄子，到清朝末年，长形茄子被引入日本。在茄子的所有吃法中，蒜拌茄子是最健康的，加热时间最短，用油最少，只需大火蒸熟，营养损失最少，蒸好茄子捣成泥后，只需稍微淋一些调味汁即可。

✳ 健康功效

茄子含有丰富的类黄酮，能使血管壁保持弹性，降低毛细血管的脆性及渗透性，防止微血管破裂出血，使心血管保持正常的功能，有助于防止高血压、冠心病、动脉硬化和出血性紫癜。

茄子含有较多的维生素E，可改善血液循环、延缓皮肤衰老。

在紫皮茄子中，含有一种名为茄碱的物质，这种物质对胃肠道有较强的刺激作用，对呼吸中枢有麻痹作用，在微量的时候对身体没有危害。也有研究发现，茄碱对胃癌、结肠癌与子宫癌有一定抑制作用。

🍴 饮食宜忌

茄子特别适合女性、老年人、心脑血管疾病患者及癌症患者食用。

茄子性寒，脾胃虚寒者、孕妇不宜食用。

茄子的营养成分多数存在于皮上，应将皮保留，一起烹饪食用。

老茄子，特别是秋后的老茄子含有较多茄碱，不宜过多食用。

🛒 选购秘诀

判断茄子老嫩可以看它眼睛的"大小"。茄子的"眼睛"就在茄子的萼片与果实连接的地方，有一白色略带淡绿色的带状环。眼睛越大，表示茄子越嫩；眼睛越小，表示茄子越老。

🍲 保存要点

茄子长在枝上时，表皮附有一层蜡质，它不仅使茄子更有光泽，还有保护茄子免受微生物侵害的作用。所以茄子在保存时要避免着水或是皮磕破损伤，使蜡质保持完整，一般放在阴凉通风处保存即可。

🍳 厨房妙招

茄子极易氧化，烹饪时，可将切好的茄子先浸泡在淡盐水中，这样还可以减少茄子的吸油量。

油炸茄子会造成类黄酮和烟酸的大量丢失，用适量水淀粉包裹后再炸能减少这种损失。

加入适量醋和番茄，使茄子中的维生素C和多酚类能更好地被吸收利用。

保护血管特效食谱

每100克茄子营养素含量	
水分 (克)	93.4
热量 (千克)	21
蛋白质 (克)	1.1
脂肪 (克)	0.2
糖类 (克)	4.9
膳食纤维 (克)	1.3
胡萝卜素 (微克)	50
维生素B$_1$ (毫克)	0.02
维生素B$_2$ (毫克)	0.04
维生素B$_5$ (毫克)	0.6
维生素C (毫克)	5
维生素E (毫克)	1.13
叶酸 (微克)	12.2
钙 (毫克)	24
磷 (毫克)	23
钾 (毫克)	142
钠 (毫克)	5.4
镁 (毫克)	13
铁 (毫克)	0.5
锌 (毫克)	0.23
硒(微克)	0.48
铜 (毫克)	0.1
锰 (毫克)	0.13

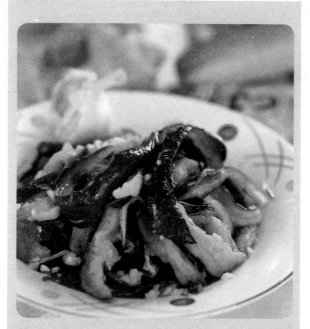

蒜泥茄子

原料 茄子500克，酱油、蒜泥、盐、味精、白糖、醋、香油各适量。

做法 将茄子洗净，放入盘中，入蒸锅蒸熟取出，撕成长条装盘。取净碗放入蒜泥、酱油、盐、味精、醋、白糖、香油调成味汁，浇在茄子上即成。

实用小偏方

生白茄子30~60克，用适量清水煎煮后取汁，加适量蜂蜜，每日分2次饮用，适合年久咳嗽者。

冻疮：茄子根用适量清水煎煮，取汁，趁热熏洗患处。

蜈蚣咬伤、蜂蜇：生茄子切开，搽患处。

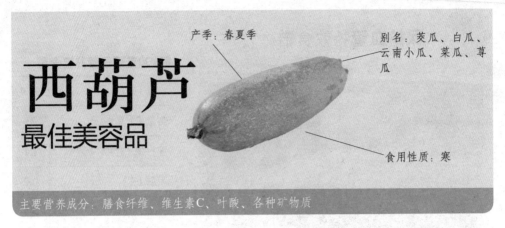

产季：春夏季

别名：茭瓜、白瓜、云南小瓜、菜瓜、荨瓜

西葫芦
最佳美容品

食用性质：寒

主要营养成分：膳食纤维、维生素C、叶酸、各种矿物质

西葫芦原产于北美洲南部地区，中国在19世纪中叶开始栽培，现在世界各地都有分布，欧美最为普遍。西葫芦皮薄、肉厚、汁多，可做菜，也可做馅料、做罐头，是瓜类蔬菜中食用最广泛的一种。西葫芦有个品种叫香蕉西葫芦，外形似香蕉，果皮黄色，被誉为"最佳美容食品"。

健康功效

西葫芦富含水分，有减肥和润泽肌肤的作用。又因其性质寒凉，有清热利尿、除烦止渴、润肺止咳、消肿散结的功效，可用于辅助治疗水肿腹胀、烦渴、疮毒以及肾炎、肝硬化腹水等症。

西葫芦含有一种干扰素的诱生剂，可刺激身体产生干扰素，提高免疫力，抗病毒、抗肿瘤。

香蕉西葫芦含有能调节人体新陈代谢的胡芦巴碱，对糖尿病、高血压等慢性病患者尤为适宜。

饮食宜忌

西葫芦特别适合肥胖者、皮肤粗糙者、免疫力低下者及癌症患者食用。

西葫芦性寒，脾胃虚寒、大便溏泻者不宜过多食用，更不宜生吃。

选购秘诀

成熟的西葫芦瓜身笔直、光亮、坚实，色泽晦暗、有凹陷、失水的则过老。

保存要点

放在阴凉通风处，不要随意移动和磕碰，西葫芦外皮损坏就会较快腐烂。

厨房妙招

用西葫芦作馅料包饺子、包子，撒一点盐拌匀，稍等片刻，之后拿干净的纱布把汁水挤掉，再和馅，馅就不会很软，容易包裹。不过这种方法会使西葫中大量的营养物质流失，所以建议用挤出的汁水和面。

抗癌美肤特效食谱

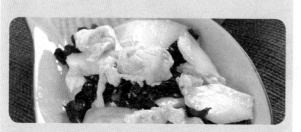

每100克西葫芦营养素含量	
水分 (克)	94.9
热量 (千克)	18
蛋白质 (克)	0.8
脂肪 (克)	0.2
糖类 (克)	3.8
膳食纤维 (克)	0.6
胡萝卜素 (微克)	30
维生素B$_1$ (毫克)	0.01
维生素B$_2$ (毫克)	0.03
维生素B$_3$ (毫克)	0.2
维生素C (毫克)	6
维生素E (毫克)	0.34
叶酸 (微克)	7.2
钙 (毫克)	15
磷 (毫克)	17
钾 (毫克)	92
钠 (毫克)	5
镁 (毫克)	9
铁 (毫克)	0.3
锌 (毫克)	0.12
硒(微克)	0.28
铜 (毫克)	0.03
锰 (毫克)	0.04

西葫芦木耳炒蛋

原料 西葫芦200克，黑木耳50克，鸡蛋3个，盐、味精、葱花、植物油各适量。

做法 西葫芦切片；黑木耳用水泡发好，撕小朵；鸡蛋打入碗中，加盐、味精搅拌均匀，用适量油炒熟待用。锅内倒油，烧热，放入葱花炒香，放入西葫芦、黑木耳翻炒，加盐和鸡蛋，翻匀至西葫芦熟即可。

西葫芦鸡蛋饼

原料 西葫芦100克，鸡蛋3个，植物油、香葱、胡椒粉、水淀粉、盐各适量。

做法 西葫芦洗净，擦成细丝；鸡蛋打入碗中，倒入西葫芦丝、香葱、盐和水淀粉，搅拌均匀。平底锅内倒油，烧至七成热后倒入蛋糊，小火煎至一面微微金黄，撒上胡椒粉，翻面，用铲子不时压压蛋饼，让西葫芦的水分出来，煎至两面金黄即可。

实用小偏方

西葫芦适量，洗净，切碎，榨汁饮用，可辅助食疗糖尿病。

西葫芦100克，植物油、盐、味精各适量。将西葫芦洗净、切片。锅内倒油，烧热，放入西葫芦片翻炒片刻，加盐炒至西葫芦熟，加味精炒匀，适合肾病患者食用。

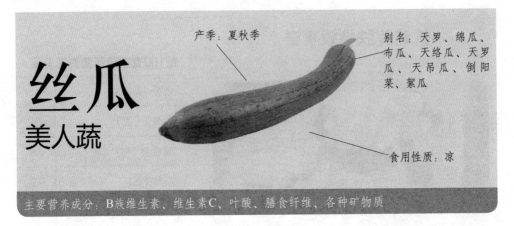

产季：夏秋季

别名：天罗、绵瓜、布瓜、天络瓜、天罗瓜、天吊瓜、倒阳菜、絮瓜

丝瓜
美人蔬

食用性质：凉

主要营养成分：B族维生素、维生素C、叶酸、膳食纤维、各种矿物质

丝瓜原产于印度尼西亚，大约在宋朝时传入中国。目前，供食用的丝瓜主要有两种，普通丝瓜和有棱丝瓜，前者我国大江南北均有栽培，后者主要在华南栽培。丝瓜青嫩时，除了食用，其汁液还可用于润肤。丝瓜果实的维管束晒干后，称为"丝瓜络"，是一味中药，还可用作沐浴产品的原料。

✱ 健康功效

丝瓜中含有较多的B族维生素，可防止皮肤老化。又有美白皮肤的维生素C等成分，能保护皮肤、消除色斑，使皮肤洁白、细嫩，故丝瓜汁有"美人水"之称。

丝瓜提取物对乙型脑炎病毒有明显预防作用，提取物中还有一种抗过敏性物质泻根醇酸，有很强的抗过敏作用。

丝瓜络含木聚糖、甘露聚糖、半乳聚糖等，有镇静、镇痛、抗炎等作用。

丝瓜子、丝瓜藤可入药，分别有止血、止痛和止咳化痰的功效。

🍴 饮食宜忌

丝瓜特别适合女性、儿童及过敏体质者食用。

丝瓜性凉，脾虚腹泻者不宜食用。

🛒 选购秘诀

粗细均匀、表皮结实、条纹明显者为佳。老丝瓜棱边较硬，粗糙没有弹性。

🍽 保存要点

用纸包裹，放入保鲜袋，密封，再放入冰箱冷藏，不宜长时间保存。

🥄 厨房妙招

丝瓜汁水丰富，宜现切现做，以免营养成分随汁水流走，切好的丝瓜条可以暂时放在盐水中浸泡，可以防止丝瓜氧化变色。

丝瓜皮不要丢弃，可以洗干净了煮水喝，可用于夏季解暑。

丝瓜在烹饪时应注意尽量保持清淡，少用油，不宜加酱油和豆瓣酱等口味较重的酱料，以免抢味。

清热美肤特效食谱

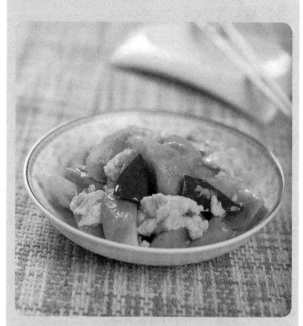

芙蓉丝瓜

原料 丝瓜150克，蛋清200克，红椒片30克，色拉油、盐、水淀粉各适量。

做法 丝瓜去皮洗净，切成滚刀块；蛋清加入盐、水淀粉调匀待用。锅置火上烧热，加油，入蛋清炒至凝固，倒入漏勺沥去油。锅再置火上烧热，放油，同时放入丝瓜块、红椒片煸炒，加入炒熟的蛋清，再加盐炒匀，用水淀粉勾芡，即可起锅装盘。

实用小偏方

鲜丝瓜汁30毫升，白糖10克。将白糖加入丝瓜汁，拌匀即可。每日饮用1~2次，用于辅助食疗小儿百日咳。

生丝瓜100克，加适量清水煎汤饮用，每日2次，连服3日，用于辅助食疗麻疹。

经霜丝瓜1条，切碎，加适量清水煎煮，取汁饮用；或嫩丝瓜捣烂取汁，每次服用1汤匙，每日3次，用于咽喉炎的辅助食疗。

每100克丝瓜营养素含量

水分 (克)	94.3
热量 (千克)	20
蛋白质 (克)	1
脂肪 (克)	0.2
糖类 (克)	4.2
膳食纤维 (克)	0.6
胡萝卜素 (微克)	90
维生素B$_1$ (毫克)	0.02
维生素B$_2$ (毫克)	0.04
维生素B$_6$ (毫克)	0.4
维生素C (毫克)	5
维生素E (毫克)	0.22
叶酸 (微克)	22.6
钙 (毫克)	14
磷 (毫克)	29
钾 (毫克)	115
钠 (毫克)	2.6
镁 (毫克)	11
铁 (毫克)	0.4
锌 (毫克)	0.21
硒 (微克)	0.86
铜 (毫克)	0.06
锰 (毫克)	0.06

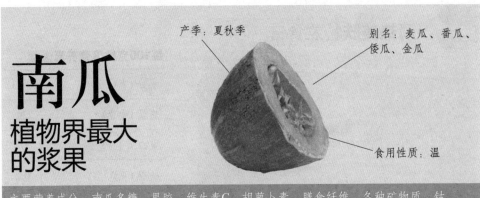

南瓜
植物界最大的浆果

产季：夏秋季

别名：麦瓜、番瓜、倭瓜、金瓜

食用性质：温

主要营养成分：南瓜多糖、果胶、维生素C、胡萝卜素、膳食纤维、各种矿物质、钴

南瓜原产于南美洲，后传入中国。南瓜在北美和欧洲普遍栽培，供食用和作为饲料。南瓜馅饼在美国和加拿大则是感恩节和圣诞节的餐后甜点，在美国还被用作万圣节的装饰品，掏去南瓜内部，刻成人面形，在里面点灯，让灯光由镂空处透出，这就是南瓜灯。

✱ 健康功效

南瓜含有丰富的果胶，果胶有很好的吸附性，能粘结和消除体内细菌毒素和其他有害物质，如重金属中的铅、汞和放射性元素，起到解毒作用。果胶还可以保护胃肠道黏膜，免受粗糙食物刺激，促进溃疡面愈合；延缓肠道对糖的吸收，有助于降低餐后血糖。

南瓜含有丰富的钴，含量在各类蔬菜中居首位。钴能促进人体的新陈代谢，增强造血功能，并参与人体内维生素B_{12}的合成，还能促进体内胰岛素的分泌，降低血糖。

南瓜中所含的甘露醇有润肠通便作用，可减少粪便中毒素对人体的危害，防止结肠癌的发生。

南瓜中的南瓜多糖能提高身体免疫力，对免疫系统发挥多方面的调节功能。

南瓜子中的脂类物质对泌尿系统疾病及前列腺增生具有良好的防止作用。

🍴 饮食宜忌

南瓜特别适合老年人、便秘者食用。

南瓜和羊肉性质都较温热，且不易消化，肠胃功能不好、气滞胸闷的人两者同时食用时不可过多食用。

🛒 选购秘诀

梗蒂连着瓜身的南瓜较新鲜，可长时间保存。同等大小的情况下，分量较重的为好。南瓜的棱越深，瓜瓣儿越鼓，瓜越老，甜又面。

🔺 保存要点

没切开的南瓜放在阴凉干燥通风处，可保存1~2个月。南瓜切开后，将瓤和子取出，保鲜膜包裹后放入冰箱冷藏，南瓜子可装入保鲜袋，密封后放入冰箱冷冻室。

🔪 厨房妙招

南瓜中的维生素C有淀粉的保护，不易因加热而损失，而其中的胡萝卜素在油脂的帮助下更容易被人体吸收，所以南瓜加适量油脂用大火快炒，能更好地利用其中的营养成分。

南瓜用微波炉稍加热，会比较好切。

润肠通便特效食谱

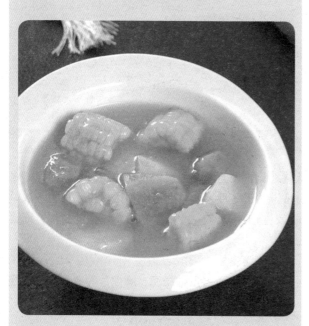

南瓜土豆炖玉米

原料 南瓜200克，玉米100克，土豆100克，盐、白糖、鸡精、吉士粉各适量。

做法 南瓜、土豆分别去皮，切成滚刀块；玉米洗净后横切成块，后再对切。锅中加水烧开，放入南瓜、土豆、玉米、盐、白糖，煮至快熟时，加鸡精、吉士粉，大火收汁即可。

实用小偏方

若有前列腺炎，可取生南瓜子100克，去皮后嚼食，每日分3次，每次间隔4小时，一般连吃8~10个老南瓜的瓜子即有效，无副作用。

南瓜一小块，蒸熟后蘸蜂蜜食用，早晚各1次，长期服用，可用于哮喘的辅助食疗。

南瓜煮熟，敷贴患处，可止痛。

每100克南瓜营养素含量

水分 (克)	93.5
热量 (千克)	22
蛋白质 (克)	0.7
脂肪 (克)	0.1
糖类 (克)	5.3
膳食纤维 (克)	0.8
胡萝卜素 (微克)	890
维生素B$_1$ (毫克)	0.03
维生素B$_2$ (毫克)	0.04
维生素B$_6$ (毫克)	0.4
维生素C (毫克)	8
维生素E (毫克)	0.36
叶酸 (微克)	31.7
钙 (毫克)	16
磷 (毫克)	24
钾 (毫克)	145
钠 (毫克)	0.8
镁 (毫克)	8
铁 (毫克)	0.4
锌 (毫克)	0.14
硒(微克)	0.46
铜 (毫克)	0.03
锰 (毫克)	0.08

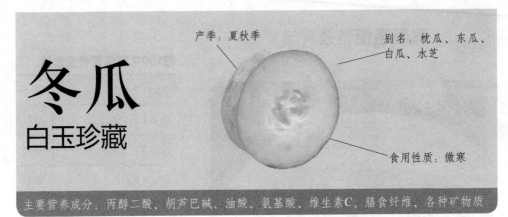

产季：夏秋季

别名：枕瓜、东瓜、白瓜、水芝

食用性质：微寒

冬瓜
白玉珍藏

主要营养成分：丙醇二酸、胡芦巴碱、油酸、氨基酸、维生素C、膳食纤维、各种矿物质

冬瓜在我国各地均有栽培，瓜熟之际，表面上有一层白粉状的东西，就好像是冬天所结的白霜，故得此名，又叫白瓜。关于冬瓜之名，还有个神话传说，据说神农爱民如子，培育了"四方瓜"，即东瓜、南瓜、西瓜、北瓜，东瓜不愿到受封地，而喜欢四海为家，故根据谐音得名冬瓜。

✳ 健康功效

冬瓜含有大量水分，性微寒，是清热解暑的佳果良蔬。

冬瓜富含丙醇二酸，能有效控制体内的糖类转化为脂肪，防止体内脂肪堆积，还能消耗多余的脂肪，对防止高血压、动脉粥样硬化、减肥有良好的效果。

冬瓜瓤中有胡芦巴碱，能促进人体新陈代谢，抑制糖类转化为脂肪，也是冬瓜中的减肥降脂功能因子之一。

冬瓜子中含有亚油酸、瓜氨酸，具有抑制体内黑色素沉积的活性，是很好的润肤美容成分。

🍴 饮食宜忌

冬瓜特别适合女性、水肿者、肥胖者、肾炎患者、高血压患者和糖尿病患者食用。

冬瓜性微寒，脾虚泄泻者、女性痛经者不宜食用。

🛒 选购秘诀

形状匀称、饱满者为佳，表面挂白霜的冬瓜较成熟。用指甲掐一下，皮较硬、肉质厚实者为佳。

⛅ 保存要点

整个的冬瓜放阴凉通风处即可。切开的冬瓜，用保鲜膜包裹切面，放在避光干燥通风处，可保存3~5天。

🍳 厨房妙招

冬瓜皮有利尿作用，连皮一起烹饪，清热解暑和瘦身效果更佳。

炖冬瓜排骨汤时放少许花椒，可使汤更鲜美，且不油腻。

瘦身美肤特效食谱

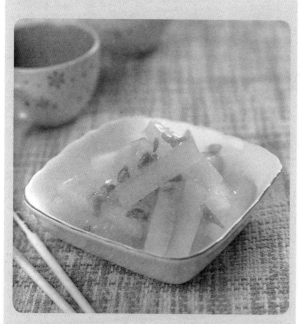

每100克冬瓜营养素含量

水分 (克)	96.6
热量 (千克)	11
蛋白质 (克)	0.4
脂肪 (克)	0.2
糖类 (克)	2.6
膳食纤维 (克)	0.7
胡萝卜素 (微克)	80
维生素B_1 (毫克)	0.01
维生素B_2 (毫克)	0.01
维生素B_5 (毫克)	0.3
维生素C (毫克)	18
维生素E (毫克)	0.08
叶酸 (微克)	9.4
钙 (毫克)	19
磷 (毫克)	12
钾 (毫克)	78
钠 (毫克)	1.8
镁 (毫克)	8
铁 (毫克)	0.2
锌 (毫克)	0.07
硒(微克)	0.22
铜 (毫克)	0.07
锰 (毫克)	0.03

海米冬瓜

原料 冬瓜500克，海米10克，水发香菇20克，植物油、大蒜、盐各适量。

做法 冬瓜洗净，切块；海米、香菇用水浸泡至软，香菇切条。锅内倒油，烧热，放入大蒜、香菇、海米爆香，放入冬瓜片、盐，翻炒约3分钟，倒入适量清水，大火煮开后转小火，放入适量盐，煮至汤汁收干即可。

实用小偏方

冬瓜500克，红小豆40克，加清水2碗，大火煮开后再转小火煨20分钟，不加或少加盐，每日服2次，可辅助食疗水肿。

咳嗽痰多者，可用冬瓜子15克，捣碎后，用温开水送服。

脚气：冬瓜皮200~300克，用适量清水熬煮，倒入盆内，待水稍凉后，将患足浸泡15~20分钟，每日1次，连洗15~20天。

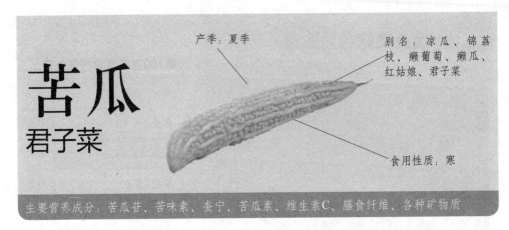

产季：夏季

别名：凉瓜、锦荔枝、癞葡萄、癞瓜、红姑娘、君子菜

苦瓜
君子菜

食用性质：寒

主要营养成分：苦瓜苷、苦味素、奎宁、苦瓜素、维生素C、膳食纤维、各种矿物质

苦瓜原产于东印度热带地区，在我国的栽培历史悠久，目前主要分布在长江以南地区，特别是在海南普遍种植，是海南的传统名优蔬菜。苦瓜虽苦，却从不会把苦味传给"别人"，如用苦瓜烧肉，肉绝不沾苦味，故苦瓜有"君子菜"的雅称。

✳ 健康功效

苦瓜中的苦瓜苷和苦味素能增进食欲，健脾开胃。苦瓜苷和苦瓜中类似胰岛素的物质，都有降血糖的作用，因此苦瓜被誉为"植物胰岛素"。

苦瓜所含的生物碱类物质奎宁，有利尿活血、消炎退热、清心明目的功效。

苦瓜富含果胶，可加速胆固醇在肠道内的代谢，有降低人体内胆固醇的作用。

苦瓜中的苦瓜素有很显著的清除体内多余脂肪的作用。

苦瓜子中提炼出的胰蛋白酶抑制剂，可以抑制癌细胞所分泌出来的蛋白酶，阻止恶性肿瘤生长。

🍴 饮食宜忌

苦瓜特别适合女性、老年人、糖尿病患者及癌症患者食用。

苦瓜性寒，脾胃虚寒者、孕妇不宜食用。

苦瓜与青辣椒搭配食用，更能发挥其减肥瘦身的作用，再搭配适量鸡蛋，则能掩盖苦瓜的部分苦味，味道更鲜美。

🛒 选购秘诀

苦瓜身上一粒一粒的果瘤，颗粒越大越饱满表示瓜肉越厚，颗粒越小则瓜肉相对较薄。选苦瓜除了要挑果瘤大、果形直立的，还不能出现黄化，否则已经过熟，果肉柔软不够脆，失去苦瓜应有的口感。

⛰ 保存要点

用两层纸包裹后放冰箱冷藏。也可将苦瓜放入凉盐水，密封后放冰箱冷藏，随吃随取。

🔪 厨房妙招

苦瓜除苦味，可以将其与辣椒混炒，再加适量白糖。也可以用适量盐腌渍一会再烹饪。还可用开水漂烫。

减肥特效食谱

每100克苦瓜营养素含量

水分（克）	93.4
热量（千克）	19
蛋白质（克）	1
脂肪（克）	0.1
糖类（克）	4.9
膳食纤维（克）	1.4
胡萝卜素（微克）	100
维生素B$_1$（毫克）	0.03
维生素B$_2$（毫克）	0.03
维生素B$_5$（毫克）	0.4
维生素C（毫克）	56
维生素E（毫克）	0.85
钙（毫克）	14
磷（毫克）	35
钾（毫克）	256
钠（毫克）	2.5
镁（毫克）	18
铁（毫克）	0.7
锌（毫克）	0.36
硒（微克）	0.36
铜（毫克）	0.06
锰（毫克）	0.16

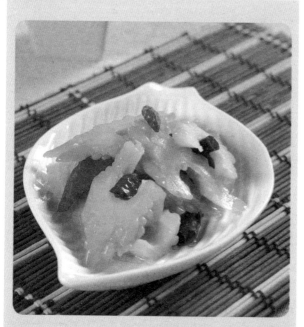

炝拌苦瓜

原料 苦瓜300克，红椒15克，盐、糖、醋、味精、辣椒油、花椒油、香油各适量。

做法 苦瓜切成两半，去瓤切成斜片；红椒去子，切片。锅中加水烧开，放入苦瓜片，焯透捞出晾凉。苦瓜放盘中，加盐、糖、醋、味精拌匀，再加入红椒片、辣椒油、花椒油、香油拌匀即可。

实用小偏方

苦瓜1条，去瓤，切碎，绿茶3克，一起用适量清水煎汤。每日饮用1~2次，可预防中暑。

苦瓜120克，切片，与猪瘦肉100克煲汤食用，可用于痱子。

苦瓜适量，捣烂取汁，开水冲服，可辅助食疗痢疾。

苦瓜根6克，用适量清水煎煮后服用，可用于小儿呕吐。

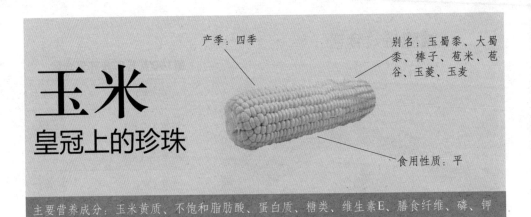

产季：四季

别名：玉蜀黍、大蜀黍、棒子、苞米、苞谷、玉菱、玉麦

玉米
皇冠上的珍珠

食用性质：平

主要营养成分：玉米黄质、不饱和脂肪酸、蛋白质、糖类、维生素E、膳食纤维、磷、钾

玉米起源于美洲地区，在拉丁美洲，玉米广泛用于制作不发酵的玉米饼。美国各地均食用玉米，做成煮（或烤）玉米、奶油玉米片、玉米布丁、玉米糊、烤饼、爆玉米花、糕饼等各式食品。美国食品协会将其誉为"皇冠上的珍珠"。

✳ 健康功效

玉米含有大量膳食纤维和较多的镁，充饥的同时又不会引起脂肪堆积，可作为肥胖者的良好主食。

玉米中的玉米黄质是强抗氧化剂，能保护视力，预防老年性黄斑病变和白内障的发生，还有抗癌和阻止癌细胞扩散的作用。

玉米胚芽中含有较多的不饱和脂肪酸，能延缓皱纹的产生，使皮肤细嫩光滑，对心脑血管病人也十分有利。

玉米成熟时的玉米须，有利尿、降血脂、降血压、降血糖的作用。

🍴 饮食宜忌

玉米特别适合老年人、女性、肥胖者及心脑血管疾病患者食用。

玉米的生糖指数在蔬菜中算是较高的，糖尿病患者不宜过多食用。

霉变的玉米产生了致癌物，不宜食用。

玉米与豆类搭配食用，可获得更全面的氨基酸补充。

🛒 选购秘诀

苞大、颗粒饱满、排列紧密、软硬适中、老嫩适宜、质糯无虫者为佳，外壳呈青绿色的玉米较新鲜。玉米须发干、颜色发黑，就是老一点的玉米，颜色相对比较浅的，呈深褐色的，就是嫩一点的玉米。

🏠 保存要点

不要一次购买过多，以免存放过程中大量的维生素C被破坏，如果要保存，可以将其用保鲜膜包裹后放冰箱冷藏。

🍳 厨房妙招

将玉米外壳垫在锅底，再把玉米放在上面煮，用这种方法煮出的玉米味道更香甜。

快速剥玉米粒，可以先把玉米整个煮熟，再用叉子叉下来。

玉米中的维生素B_3和其他物质结合在一起，很难被人体吸收利用。如果在做玉米面窝窝头或煮玉米粥时放些小苏打，维生素B_3就能释放出来一半左右。

降血压特效食谱

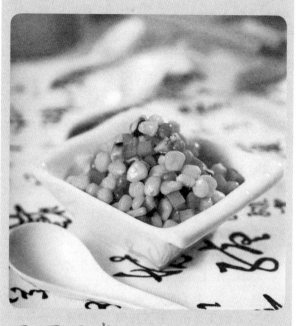

三丁玉米

原料 玉米粒200克,青豆50克,香菇3个,胡萝卜1/3条,盐、味精、色拉油各适量。

做法 香菇、胡萝卜分别切丁。青豆、玉米粒放入沸水中焯水。炒锅放油烧热,放入香菇、胡萝卜、青豆、玉米粒翻炒均匀,加盐、味精调味,淋油即可。

每100克玉米营养素含量

水分 (克)	71.3
热量 (千克)	106
蛋白质 (克)	4
脂肪 (克)	1.2
糖类 (克)	22.8
膳食纤维 (克)	2.9
维生素B_1 (毫克)	0.16
维生素B_2 (毫克)	0.11
维生素B_5 (毫克)	1.8
维生素C (毫克)	16
维生素E (毫克)	0.46
叶酸 (微克)	55
磷 (毫克)	117
钾 (毫克)	238
钠 (毫克)	1.1
镁 (毫克)	32
铁 (毫克)	1.1
锌 (毫克)	0.9
硒 (微克)	1.63
铜 (毫克)	0.09
锰 (毫克)	0.22

实用小偏方

玉米须30克,陈皮10克,用适量清水煎煮后饮用,可辅助食疗咳嗽。

玉米须30克,洗净,加清水500毫升,小火煮30分钟,静置片刻,滤取汁液,加适量白糖饮用,可辅助食疗高血压。

玉米磨成细粉,烧煮成粥饮用,适用于少白头。

疥癣:玉米250克,用适量清水煎煮,取汁,再浓缩成膏,涂抹患处。

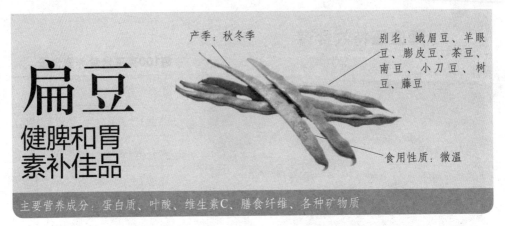

产季：秋冬季

别名：蛾眉豆、羊眼豆、膨皮豆、茶豆、南豆、小刀豆、树豆、藤豆

扁豆

健脾和胃
素补佳品

食用性质：微温

主要营养成分：蛋白质、叶酸、维生素C、膳食纤维、各种矿物质

扁豆起源于亚洲西南部和地中海东部地区，适合冷凉气候。扁豆的种子有白色、黑色、红褐色等数种，入药主要用白扁豆，白扁豆还有一定的抗癌功效，红褐色扁豆在广西民间称"红雪豆"，用作清肝、消炎药，黑扁豆古名"鹊豆"，不供药用。

✳ 健康功效

扁豆中钾含量很高，钠含量却十分低，有利于人体内多余钠盐的排出，特别适合高血压患者食用。

扁豆富含膳食纤维，刺激胃肠蠕动，可促进胃肠道毒素的排出，有排毒养颜和防治便秘的功效。

扁豆花最适合用于祛暑，扁豆衣则有清热祛湿的作用。

《本草纲目》记载，扁豆有健脾和胃、止泄泻的作用。

🍴 饮食宜忌

扁豆特别适合女性、便秘者、脾虚便溏者和高血压患者食用。

没有熟透的扁豆不宜食用，容易中毒。扁豆会引起气滞腹胀，故腹胀者不宜食用。

扁豆含有酪胺成分，服用优降宁等单胺氧化酶抑制药物降血压时不宜食用，会引起血压升高和脑出血。

🛒 选购秘诀

个头肥大、荚皮光亮、肉厚不显子的嫩荚为佳，若荚皮薄、子粒显、光泽暗则已老熟。

🍲 保存要点

放在阴凉通风处。也可用纸包裹扁豆，再用保鲜袋装好，密封，最后放在冰箱冷冻室。

🔪 厨房妙招

烹饪前将豆筋摘除，否则既影响口感，又不易消化。

烹饪时间宜长不宜短，要保证扁豆熟透。特别是经过霜打的鲜扁豆，含有大量皂苷和血球凝集素，食用时若没有熟透，则会中毒，可用沸水焯透或热油煸，直至变色熟透。老扁豆毒性强，烹饪前要把两头和荚丝去除，还要在清水中浸泡15~20分钟。

清热祛湿特效食谱

每100克扁豆营养素含量

水分 (克)	88.3
热量 (千克)	37
蛋白质 (克)	2.7
脂肪 (克)	0.2
糖类 (克)	8.2
膳食纤维 (克)	2.1
胡萝卜素 (微克)	150
维生素B_1 (毫克)	0.04
维生素B_2 (毫克)	0.07
维生素B_3 (毫克)	0.9
维生素C (毫克)	13
维生素E (毫克)	0.24
叶酸 (微克)	15.6
钙 (毫克)	38
磷 (毫克)	54
钾 (毫克)	178
钠 (毫克)	3.8
镁 (毫克)	34
铁 (毫克)	1.9
锌 (毫克)	0.72
硒(微克)	0.94
铜 (毫克)	0.12
锰 (毫克)	0.34

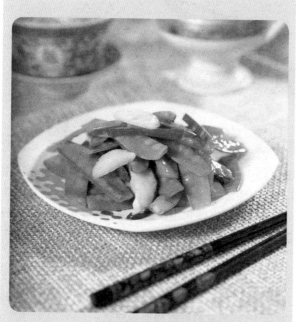

扁豆炒香菇

原料 香菇100克，扁豆100克，荸荠6个，红椒半个，蒜蓉、盐、味精、色拉油各适量。

做法 香菇洗净切片。扁豆去老筋，撕成小片洗净。荸荠洗净，去皮切片。红椒切片。锅加油烧至五成热，下蒜蓉炒香，放香菇、扁豆翻炒几下，再放荸荠、红椒、盐、味精炒熟即可。

实用小偏方

腹泻、呕吐：白扁豆250克，白糖100克，葡萄干、山楂糕各15克，煮熟食用。

食欲不振、消化不良：白扁豆、山药、大米各100克，煮粥食用。

胃肠炎：白扁豆加水，煎取浓汁饮用。

妇女带下：白扁豆50~100克，用适量清水煎煮，取汁饮用。

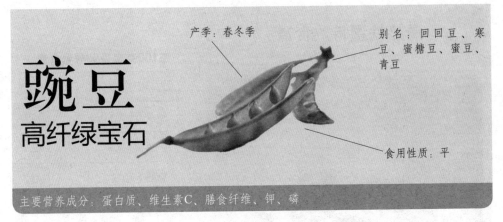

豌豆
高纤绿宝石

产季：春冬季

别名：回回豆、寒豆、蜜糖豆、蜜豆、青豆

食用性质：平

主要营养成分：蛋白质、维生素C、膳食纤维、钾、磷

　　豌豆原产于地中海、埃塞俄比亚和中亚，首先传入印度北部，经中亚细亚到中国，16世纪传入日本，新大陆发现后引入美国。豌豆是古老作物之一，在近东新石器时代（公元前7000年）和瑞士湖居人遗址中发出碳化小粒豌豆种。豌豆可作主食，豌豆磨成的粉是制作糕点、豆馅、粉丝、凉粉的原料，豌豆的嫩荚和嫩豆粒还可制作罐头。

✳ 健康功效

　　豌豆富含优质蛋白质，可增强记忆力、提高人体免疫力。

　　豌豆富含钾，钠含量相当低，可促使身体多余钠盐排出，高血压患者食用尤为适宜。

　　豌豆含有大量的膳食纤维，能促进大肠蠕动，保持大便通畅，防治便秘。

🍴 饮食宜忌

　　豌豆特别适合学生、上班族、便秘者和高血压患者食用。

　　豌豆中含有环氯奎宁，会抑制睾丸制造精子的能力，使男性的精子量减少，故育龄男性不宜过多食用。

　　豌豆会引起腹胀，胃胀气者不宜食用。豌豆较难消化，儿童不宜过多食用。

　　豌豆要煮熟透了才能吃，否则其中的皂苷会导致腹泻等症状。

🛒 选购秘诀

　　豆荚饱满、折断无老筋、色泽嫩绿者为佳，荚果扁圆形正值最佳成熟度，荚果正圆形则已经过老，筋凹陷也表示过老。用手握时咔嚓作响的较新鲜。

🍽 保存要点

　　放入保鲜袋后直接放冰箱冷冻室保存。

🔪 厨房妙招

　　将豌豆在煮沸的淡盐水中煮3~5分钟再炒，可以保持其鲜绿的色泽，且容易熟透。

增强记忆特效食谱

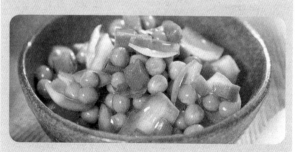

豌豆胡萝卜丁炒百合

原料 百合150克，豌豆200克，胡萝卜50克，盐、色拉油各适量。

做法 胡萝卜洗净去皮，切丁，和豌豆分别焯水过凉。百合洗净去除黑头。炒锅放油，放胡萝卜丁、豌豆、百合炒匀，加盐调味即可。

豌豆炒虾仁

原料 虾仁250克，豌豆100克，鸡汤25毫升，料酒、盐、味精、植物油、香油各适量。

做法 豌豆洗净，放入开水锅中，用淡盐水焯一下。锅内倒入植物油，烧至三成热，将虾仁放入锅内，用勺子快速划散，炸约10秒钟，用漏勺沥油。锅内留少许油，烧热，放入豌豆，翻炒几下，加料酒、鸡汤、盐、味精，随即放入虾仁，将炒锅颠翻几下，淋上香油即可。

实用小偏方

豌豆100克，红糖适量，加适量清水煮烂。空腹服用，每日2次，用于产后乳汁不下。

每100克豌豆营养素含量

水分 (克)	70.2
热量 (千克)	105
蛋白质 (克)	7.4
脂肪 (克)	0.3
糖类 (克)	21.2
膳食纤维 (克)	3
胡萝卜素 (微克)	220
维生素B$_1$ (毫克)	0.43
维生素B$_2$ (毫克)	0.09
维生素B$_3$ (毫克)	2.3
维生素C (毫克)	14
维生素E (毫克)	1.21
钙 (毫克)	21
磷 (毫克)	127
钾 (毫克)	332
钠 (毫克)	1.2
镁 (毫克)	43
铁 (毫克)	1.7
锌 (毫克)	1.29
硒 (微克)	1.74
铜 (毫克)	0.22
锰 (毫克)	0.65

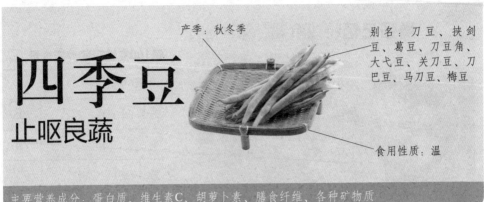

产季：秋冬季

别名：刀豆、挟剑豆、葛豆、刀豆角、大弋豆、关刀豆、刀巴豆、马刀豆、梅豆

食用性质：温

四季豆

止呕良蔬

主要营养成分：蛋白质、维生素C、胡萝卜素、膳食纤维、各种矿物质

　　四季豆因其豆荚形似刀而得名，原产西印度、中美洲和加勒比海地区，1500年前中国已有栽培。四季豆按其生长习性分为两个类型，一个是蔓性四季豆，像长豇豆一样，爬藤的，要进行棚架栽培；一个是矮性四季豆，像毛豆一样，直立形。现在说的四季豆多为蔓性四季豆。

✳ 健康功效

　　四季豆有补肾、散寒、顺气、利肠胃、止呕吐的功效，可用于治疗肾气虚损、肠胃不和、呕逆、腹胀、吐泻。

　　四季豆还有镇静作用，可以增强大脑皮质的抑制过程，使神志清晰、精力充沛。

饮食宜忌

　　四季豆特别适合肾虚腰痛、气滞呃逆、腰痛、小儿疝气患者食用。

　　四季豆一定要煮熟透后才能食用，最好先用沸水焯过后再炒，否则有中毒的危险。

选购秘诀

　　蔓性四季豆吃起来较糯，矮性四季豆吃起来粳性。区别是矮性四季豆荚果较长、尖端细长，蔓性四季豆则较短、尖端较短。

　　不管哪个品种，色泽鲜绿、豆荚硬实、豆粒与荚壁间没有空隙、撕扯两边筋丝很少者为佳。如果表皮出现褐斑，表示已老化，纤维化程度高，豆荚脱水，品质变劣。

保存要点

　　将四季豆放入保鲜袋，再放入冰箱冷藏。

厨房妙招

　　判断四季豆是否熟透的方法：豆荚由支挺变为蔫弱，颜色由鲜绿变为暗绿，吃起来没有豆腥味。

　　四季豆嫩荚质地脆嫩，肉厚鲜美可口，清香淡雅，可单独炒食，和猪肉、鸡肉煮食尤其美味，还可腌制成酱菜或泡菜食用。

止呕壮腰特效食谱

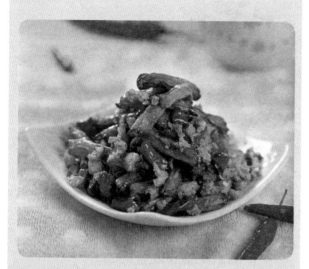

干煸四季豆

原料 四季豆500克，猪肉100克，榨菜粒30克，虾米10克，辣椒段30克，色拉油、姜末、料酒、白糖、酱油各适量。

做法 猪肉洗净，剁碎；虾米用开水泡软，切碎。四季豆撕去筋，洗净，控干水分，放入油锅中炸片刻，倒入漏勺沥去油。油锅烧热，爆香姜末，放入猪肉末、虾米及榨菜粒炒片刻，加入四季豆和料酒，再加入酱油、白糖，改中火烧至汁收干，撒上辣椒段炒匀，即可起锅装盘。

实用小偏方

颈部淋巴结核初起时，可取鲜四季豆荚20克，鸡蛋1个，黄酒适量，用适量清水煎煮后饮用。

呃逆、呕吐时，可取老四季豆30克，生姜3片，红糖适量。将四季豆、生姜洗净，加清水300毫升，煮约10分钟，去渣取汤汁，再加红糖，拌匀后饮用。每日2~3次。

四季豆60克，炒干研末，每次6克，开水送服，或用四季豆子15克，用适量清水煎煮后服用，每日1剂，连续3日，可用于小儿疝气的辅助食疗。

每100克四季豆营养素含量	
水分 (克)	89
热量 (千克)	36
蛋白质 (克)	3.1
脂肪 (克)	0.3
糖类 (克)	7
膳食纤维 (克)	1.8
胡萝卜素 (微克)	210
维生素B_1 (毫克)	0.05
维生素B_2 (毫克)	0.07
维生素B_3 (毫克)	1
维生素C (毫克)	15
维生素E (毫克)	0.4
钙 (毫克)	49
磷 (毫克)	57
钾 (毫克)	209
钠 (毫克)	8.5
镁 (毫克)	29
铁 (毫克)	4.6
锌 (毫克)	0.84
硒(微克)	0.88
铜 (毫克)	0.09
锰 (毫克)	0.45

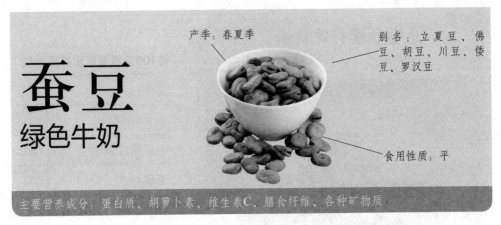

产季：春夏季

别名：立夏豆、佛豆、胡豆、川豆、倭豆、罗汉豆

食用性质：平

蚕豆
绿色牛奶

主要营养成分：蛋白质、胡萝卜素、维生素C、膳食纤维、各种矿物质

蚕豆起源于西南亚和北非，西汉张骞自西域引入中国。蚕豆既是粮食，又是小菜，做成茴香豆还是下酒的佳肴。江南一带，人们喜欢在立夏时节吃蚕豆，因此又将其称作立夏豆，而且不少人家还将蚕豆跟大米饭一锅煮，称为"蚕豆饭"。

✻ 健康功效

蚕豆中的蛋白质含量非常高，甚至高于牛奶，且不含胆固醇，被誉为"绿色牛奶"，老年人食用尤为适宜。

蚕豆中含有调节大脑和神经组织的重要成分钙、锌、锰、磷脂等，并含有丰富的胆碱，有增强记忆力、健脑的作用。

蚕豆皮中含有大量的膳食纤维，能降低胆固醇、促进胃肠蠕动，有防止胃肠道癌症的作用。

🍴 饮食宜忌

蚕豆特别适合老年人、学生及胃肠道癌症患者食用。

对蚕豆过敏者不宜食用，过敏表现为急性溶血性贫血。蚕豆粗纤维含量较多，脾胃功能较弱者不宜过多食用。

蚕豆不可生吃，生蚕豆中含有一种叫巢菜碱苷的毒素，应将蚕豆多次浸泡或用开水焯过后再进行烹饪。

🛒 选购秘诀

厚实饱满、皮色浅绿、无干瘪、无虫眼者为佳，劣质蚕豆皮色发黑。如果豆荚表面有浸水斑点，则是受了冻伤。

🍲 保存要点

保持低温和干燥，生虫、变色则不宜食用。

🍳 厨房妙招

蚕豆中磷多钙少，钙不能被很好地吸收，搭配一些高钙低磷的食物，如乳制品，则可将其中的钙很好地利用。

把蚕豆放入瓷碗，加入适量的小苏打，倒入开水闷几分钟，即可将蚕豆皮剥下，但其豆瓣要用水冲洗，以去除小苏打的气味。

益智健脑特效食谱

每100克蚕豆营养素含量

水分 (克)	70.2
热量 (千克)	104
蛋白质 (克)	8.8
脂肪 (克)	0.4
糖类 (克)	19.5
膳食纤维 (克)	3.1
胡萝卜素 (微克)	310
维生素B$_1$ (毫克)	0.37
维生素B$_2$ (毫克)	0.1
维生素B$_3$ (毫克)	1.5
维生素C (毫克)	16
维生素E (毫克)	0.83
钙 (毫克)	16
磷 (毫克)	200
钾 (毫克)	391
钠 (毫克)	4
镁 (毫克)	46
铁 (毫克)	3.5
锌 (毫克)	1.37
硒 (微克)	2.02
铜 (毫克)	0.39
锰 (毫克)	0.55

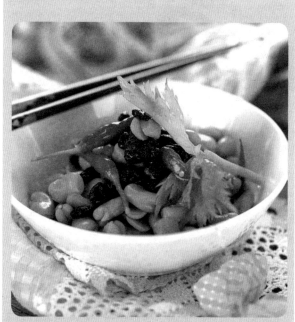

豉香蚕豆

原料 蚕豆100克，红尖椒、香菜各少许，豆豉、盐、味精、香油、色拉油各适量。

做法 蚕豆去壳，洗净后入沸水锅略烫捞出。油锅上火烧热，下豆豉煸香，加蚕豆、盐、味精炒匀入味，淋入香油，点缀红尖椒、香菜即可。

实用小偏方

　　蚕豆12克，炒熟，磨成粉，加白糖拌匀后服用，可辅助食疗胎漏下血。

　　疮痈：新鲜蚕豆适量，捣成泥，敷在患处。

　　蚕豆150克，红糖100克，加清水2500毫升，浓煎成600毫升，每天早晨空腹喝100毫升，同时吃蚕豆，6天吃完，可用于慢性肾炎的辅助食疗。

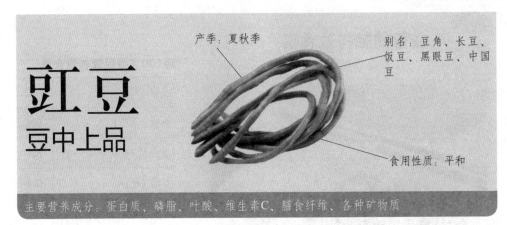

产季: 夏秋季

别名: 豆角、长豆、饭豆、黑眼豆、中国豆

豇豆
豆中上品

食用性质: 平和

主要营养成分: 蛋白质、磷脂、叶酸、维生素C、膳食纤维、各种矿物质

豇豆起源于非洲,分为长豇豆和饭豇豆两种。长豇豆一般作为蔬菜食用,既可热炒,又可用开水焯过后凉拌。李时珍称"此豆可菜、可果、可谷,备用最好,乃豆中之上品"。豇豆还被当作爱情的象征,在阿拉伯,小伙子向姑娘求婚,总要带上一把豇豆,新娘子到男家,嫁妆里也少不了豇豆。

✳ 健康功效

豇豆中的蛋白质,易于消化吸收,所含的B族维生素能维持正常的消化腺分泌和胃肠道蠕动,抑制胆碱酶活性,可帮助消化,增进食欲。

豇豆的磷脂有促进胰岛素分泌、参加糖代谢的作用,对糖尿病患者尤其有利。

🍴 饮食宜忌

豇豆特别适合消化不良者、食欲不振者、糖尿病患者食用。

豇豆食用过多易腹胀,气滞便秘者不宜食用。

将豇豆与玉米搭配食用,可以辅助治疗尿路感染。

🛒 选购秘诀

表皮光滑亮泽、粗细均匀、色泽鲜艳、子粒饱满者为佳。

绿荚豇豆荚果细长,深绿色,肉厚,口感较脆。白荚豇豆荚果较粗,淡绿或绿白色,肉薄,质地疏松,口感软糯。红荚豇豆荚果紫红色,粗短,肉质中等,易老。

🍽 保存要点

放在阴凉通风处。也可用保鲜膜包裹后放冰箱冷藏。

🔪 厨房妙招

豇豆不易入味,烹饪前用刀将其纵向一切为二,这样就比较容易入味,且豇豆不会因烹饪时间过长而发黄、损失营养。

豇豆与瘦肉搭配烹饪,可以使豇豆获得鲜美的肉味,不会过于青涩。

消食开胃特效食谱

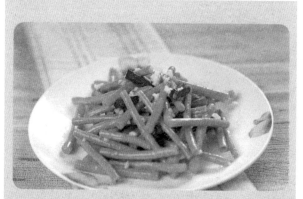

凉拌豇豆

原料 豇豆250克，红干辣椒粒、蒜末、香油、盐、味精各适量。

做法 将豇豆洗净，切成3厘米左右的段，入沸水锅中焯水后捞出，盛入碗内，加蒜末、香油、盐、味精拌匀。香油入锅烧热，投入红干辣椒粒略炸，浇在豇豆上即可。

虾皮豇豆

原料 豇豆200克，虾皮50克，红辣椒、黄辣椒、香葱、生姜、香油、醋、盐各适量。

做法 豇豆洗净，切段，用沸水焯透，沥干水分；香葱、生姜洗净，切末；红辣椒、黄辣椒分别切丝。虾皮洗净，沥干水分，放在豇豆上，再放上葱末、姜末、辣椒丝、醋、盐拌匀，淋上香油即可。

实用小偏方

消化不良者，可取生豇豆适量，细嚼后咽下，可起到一定的缓解作用。

白带、白浊者，可将豇豆、空心菜和鸡肉一起炖煮后服用。

每100克豇豆营养素含量

水分 (克)	90.3
热量 (千克)	29
蛋白质 (克)	2.9
脂肪 (克)	0.3
糖类 (克)	5.9
膳食纤维 (克)	2.3
胡萝卜素 (微克)	250
维生素B$_1$ (毫克)	0.07
维生素B$_2$ (毫克)	0.09
维生素B$_5$ (毫克)	1.4
维生素C (毫克)	19
维生素E (毫克)	4.39
叶酸 (微克)	75.4
钙 (毫克)	27
磷 (毫克)	63
钾 (毫克)	112
钠 (毫克)	2.2
镁 (毫克)	31
铁 (毫克)	0.5
锌 (毫克)	0.54
硒(微克)	0.74
铜 (毫克)	0.14
锰 (毫克)	0.37

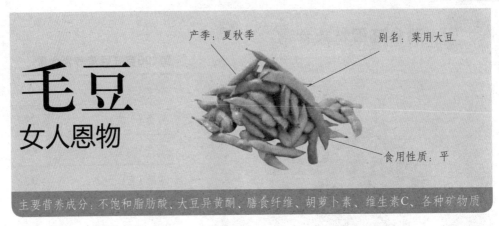

产季：夏秋季

别名：菜用大豆

毛豆
女人恩物

食用性质：平

主要营养成分：不饱和脂肪酸、大豆异黄酮、膳食纤维、胡萝卜素、维生素C、各种矿物质

毛豆是大豆作物中专门鲜食嫩荚的蔬菜用大豆，其实就是新鲜连荚的大豆。大豆是黄、青、黑、褐、双色等各色大豆的总称，起源于中国，约有5000多年的栽培历史。

✱ 健康功效

毛豆中的脂肪含量明显高于其它蔬菜，但以不饱和脂肪酸为主，其中的亚油酸和亚麻酸可以改善脂肪代谢，有助于降低人体中甘油三酯和胆固醇，其中的卵磷脂有助于改善大脑的记忆力。

毛豆中含有丰富的膳食纤维，不仅能改善便秘，还能促进血压和胆固醇的降低。

毛豆中的钾含量很高，钠含量极低，可以帮助弥补因出汗过多而导致的钾流失，从而缓解疲劳和增进食欲，对高血压患者尤为有利。

毛豆中含有大豆异黄酮，被称为天然植物雌激素，可以调节女性内分泌，起到养颜和缓解更年期不适的作用。

🍴 饮食宜忌

毛豆特别适合女性、上班族、心脑血管患者及肥胖者食用。

对毛豆有过敏反应者不宜食用，表现为皮肤出现小红点。毛豆的粗纤维含量较多，胃肠功能不全者不宜过多食用。

🛒 选购秘诀

豆荚尚未转黄，剥开时，豆粒饱满、鲜绿，其周围有一层白色膜状物，这样的毛豆最好吃。不新鲜的毛豆往往浸过水，其豆荚颜色较深，剥开时，豆粒与白膜脱离。

🍚 保存要点

放在阴凉干燥处。也可将毛豆用油煸，盛出后拌点盐，待凉后放入保鲜袋，放入冰箱冷冻室，可以保存很长时间。

✂ 厨房妙招

毛豆在烹饪前用淡盐水略焯，再用凉水冲洗，可以保持其青翠的特色，还能去掉豆荚上的毛，烹饪时也更容易入味。

养颜益智特效食谱

每100克毛豆营养素含量

水分 (克)	69.6
热量 (千克)	123
蛋白质 (克)	13.1
脂肪 (克)	5
糖类 (克)	10.5
膳食纤维 (克)	4
胡萝卜素 (微克)	130
维生素B$_1$ (毫克)	0.15
维生素B$_2$ (毫克)	0.07
维生素B$_3$ (毫克)	1.4
维生素C (毫克)	27
维生素E (毫克)	2.44
钙 (毫克)	135
磷 (毫克)	188
钾 (毫克)	478
钠 (毫克)	3.9
镁 (毫克)	70
铁 (毫克)	3.5
锌 (毫克)	1.73
硒 (微克)	2.48
铜 (毫克)	0.54
锰 (毫克)	1.2

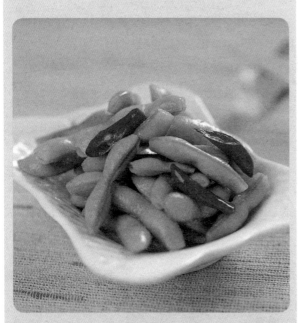

盐水毛豆

原料 毛豆250克，红尖椒段、八角、花椒、盐各适量。

做法 用剪刀剪去毛豆两端的尖角，将毛豆洗净，沥去水分。将剪好的毛豆放入锅中，放红尖椒段、八角、花椒和盐，加清水淹没毛豆，用中火加盖煮20分钟后捞出，装盘。

实用小偏方

色斑：毛豆适量，取豆粒，将其在醋中浸泡1个月，每日食用几粒。

疲劳犯困：毛豆100克，放入锅内，加适量清水、盐和花椒，大火煮沸，再转小火将毛豆煮熟即可。

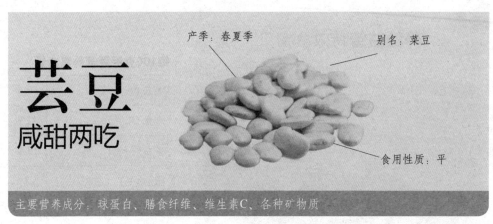

产季：春夏季

别名：菜豆

食用性质：平

芸豆
咸甜两吃

主要营养成分：球蛋白、膳食纤维、维生素C、各种矿物质

芸豆原产于美洲的墨西哥和阿根廷，我国在16世纪才引进栽培。芸豆分大白芸豆、大黑花芸豆、黄芸豆、红芸豆等品种，前两种尤为著名。芸豆除了做菜食用，还可做成甜品，十分软糯香甜，取豆粒，先用清水浸泡一晚上，加适量冰糖，用高压锅焖半小时即可。

✳ 健康功效

芸豆中的尿毒酶和多种球蛋白等独特成分，可提高人体自身的免疫能力，增强抗病能力，尿毒酶还被应用于治疗肝昏迷。芸豆干豆粒富含钾、镁，钠含量极低，每百克红芸豆含钾1215毫克，镁164毫克，钠仅为0.6毫克，可促使身体排出过多的钠盐，维持血管正常功能。

饮食宜忌

芸豆特别适合心脏病、动脉硬化、高血脂、低血钾症和忌盐患者食用。

芸豆不易消化，消化不良者不宜食用过多。

芸豆要煮熟透，其中的凝集素和皂苷会刺激胃肠道，使人产生恶心、呕吐、腹痛、腹泻等症状，重者还会出现头晕、胸闷、心慌、畏寒、发热、乏力等。

选购秘诀

绿荚、白荚、黄荚都不应呈现褐色，且荚色一致，绿色或白色种变黄即表示老熟。种子大多数仅使豆荚稍微凸出为好，种子凸出显著时表示豆荚粗而有筋、坚韧。

保存要点

装入保鲜袋，密封，再放入冰箱冷藏。

厨房妙招

用沸水焯芸豆时，加适量盐，可使其保持碧绿的色泽。

干煸芸豆，在锅微热时就放入芸豆，出锅时洒上适量清水，颜色更鲜艳。

增强免疫力特效食谱

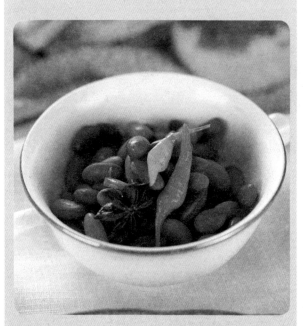

拌芸豆

原料 芸豆300克，八角4个，香油、味精、冰糖、盐、桂皮、辣椒、小茴香、甘草、草果、五香粉各适量。

做法 芸豆用开水浸泡一会儿，沥水。锅中放入香油以外的调料，加入适量的水并放入芸豆，用中火煮沸，改小火焖煮至熟，冷却备用。倒去多余的卤汁装盘，淋上香油拌匀即可。

实用小偏方

扁平疣：新鲜芸豆适量，掰开豆荚后去掉里面的膜，取汁，擦于患处，每日2次。

上火：芸豆和大米各适量，一起放入锅内，加适量清水，小火煮成稀粥即可。

每100克芸豆营养素含量

水分 (克)	91.1
热量 (千克)	25
蛋白质 (克)	0.8
脂肪 (克)	0.1
糖类 (克)	7.4
膳食纤维 (克)	2.1
胡萝卜素 (微克)	240
维生素B_1 (毫克)	0.33
维生素B_2 (毫克)	0.06
维生素B_3 (毫克)	0.8
维生素C (毫克)	9
维生素E (毫克)	0.07
钙 (毫克)	88
磷 (毫克)	37
钾 (毫克)	112
钠 (毫克)	4
镁 (毫克)	16
铁 (毫克)	1
锌 (毫克)	1.04
硒 (微克)	0.23
铜 (毫克)	0.24
锰 (毫克)	0.44

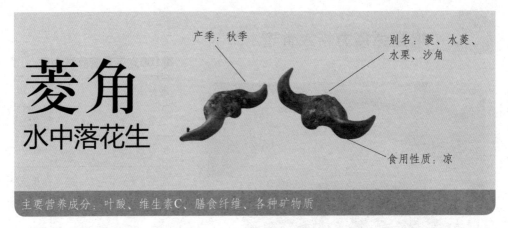

产季：秋季

别名：菱、水菱、水栗、沙角

食用性质：凉

主要营养成分：叶酸、维生素C、膳食纤维、各种矿物质

菱角
水中落花生

菱角是一种生长在水中的蔬菜，又称"水中落花生"，原产于中国，有3000多年的栽培历史。古时候多以菱角代替粮食，明代李时珍说其"嫩时剥食甘美，老则蒸煮食之，剁米为饭为粥，为糕为果，皆可度荒歉"。菱角常见品种有四角菱和两角菱，四角菱在南方较普遍，两角菱在北方较多见。

✳ 健康功效

菱角的蛋白质和淀粉含量都较高，可以补五脏、抗饥饿，其脂肪含量极低，吃多了也不容易发胖。

有研究表明，菱角有抗癌防癌的效果，菱角壳和菱角蒂抗癌效果更佳，可以煮汤食用。子宫癌、胃癌可用生菱角肉或壳，每日30~50个，加适量清水，小火煮成浓褐色汤，分2~3次饮用。

🍴 饮食宜忌

菱角特别适合肥胖者、体质虚弱者及癌症患者食用。

菱角淀粉含量高，不易消化，要煮熟透，消化不良、脾胃功能不好者不宜食用。

🛒 选购秘诀

肥硕、饱满者佳。将菱角放入水中，沉底者为佳。

🍱 保存要点

带壳菱角放入保鲜袋，保持干燥，在冰箱冷藏可保存1周。去壳菱角放进保鲜盒中，再包一层保鲜膜，放冰箱冷藏可保存2天。煮熟后晒干，可以保存较长时间。

🍳 厨房妙招

菱角肉晒干后剁成细粒，与大米一起煮粥，其香无比。

防癌减肥特效食谱

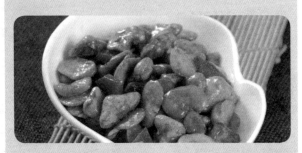

菱角炒豆瓣

原料 菱角200克，豆瓣200克，红椒20克，葱花、盐、色拉油各适量。

做法 菱角洗净放入沸水焯一下，豆瓣洗净（豆瓣最好用水焯2分钟，不要过久，以免影响口感），红椒洗净切丁。锅底加油烧热，用葱花炝锅，加菱角、豆瓣炒匀，加盐炒熟，撒上红椒丁炒匀出锅。

菱角薏米粥

原料 大米100克，菱角100克，薏米50克，红糖适量。

做法 薏米、大米分别淘洗干净，薏米用凉水浸泡3小时，大米浸泡半小时，捞出，沥干水分；菱角煮熟去壳，切成米粒大小。锅内放入1500毫升清水，将薏米、大米放入，先用大火烧沸，再转小火熬煮，然后加入菱角肉，煮成稠粥，加红糖拌匀，再稍焖片刻即可。

实用小偏方

　　菱角30~60克，磨成粉，大米100克，红糖适量，煮粥食用，可用于慢性泄泻、营养不良的辅助食疗。

　　鲜菱角250克，连壳捣碎，加白糖60克，用适量清水煎后取汁，1次服完，可用于饮酒过量引起的口苦、烦渴、咽痛。

每100克菱角营养素含量

水分 (克)	73
热量 (千克)	98
蛋白质 (克)	4.5
脂肪 (克)	0.1
糖类 (克)	21.4
膳食纤维 (克)	1.7
胡萝卜素 (微克)	10
维生素B$_1$ (毫克)	0.19
维生素B$_2$ (毫克)	0.06
维生素B$_3$ (毫克)	1.5
维生素C (毫克)	13
钙 (毫克)	7
磷 (毫克)	93
钾 (毫克)	437
钠 (毫克)	5.8
镁 (毫克)	49
铁 (毫克)	0.6
锌 (毫克)	0.62
铜 (毫克)	0.18
锰 (毫克)	0.38

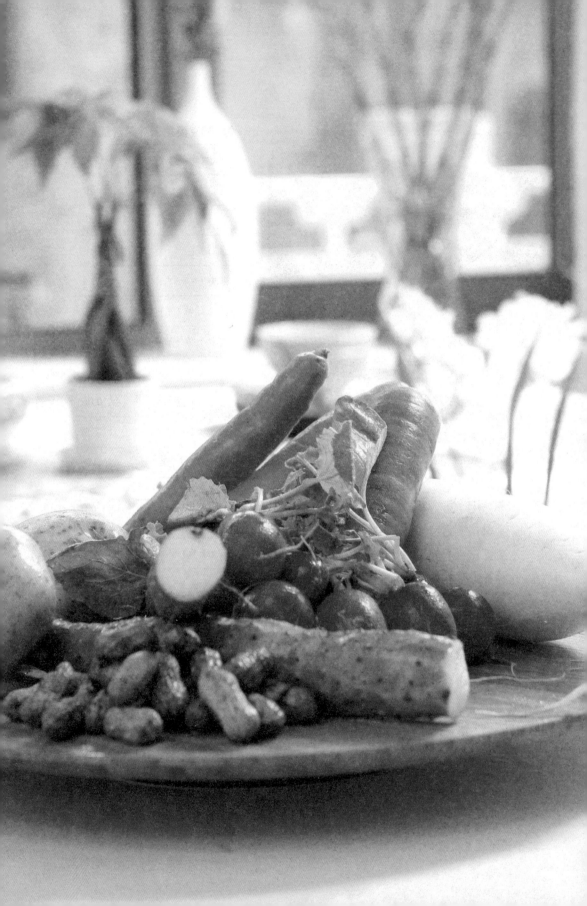

第四章

根菜类/茎菜类/花菜类

根茎发达的蔬菜，大部分含有较多的淀粉，可用于替代主食；花是植株上最鲜嫩的食用部位，功能性营养成分较多。这几类蔬菜硝酸盐含量居中，受污染程度比叶菜类轻。

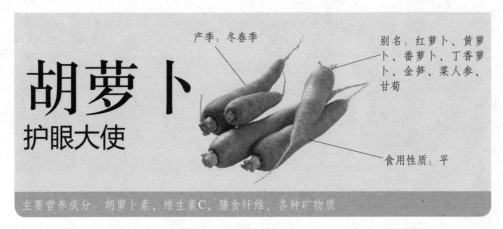

产季：冬春季

别名：红萝卜、黄萝卜、番萝卜、丁香萝卜、金笋、菜人参、甘荀

胡萝卜
护眼大使

食用性质：平

主要营养成分：胡萝卜素、维生素C、膳食纤维、各种矿物质

胡萝卜原产于亚洲西南部，有2000多年的栽培历史。约在13世纪，胡萝卜从伊朗引入中国，并于16世纪从中国传入日本。胡萝卜供食用的部分是肥嫩的肉质直根，品种很多，按色泽可分为红、黄、白、紫等数种，我国栽培最多的是红、黄两种。

✳ 健康功效

胡萝卜含有大量胡萝卜素，进入人体后，其中的50%变成维生素A，有补肝明目的作用，且有助于增强身体的免疫功能，对预防上皮细胞癌变具有重要作用。

胡萝卜含有降血糖的成分，对糖尿病患者极为有利。

胡萝卜中的槲皮素、山奈酚能增加冠状动脉血流量，降低血脂，促进肾上腺素的合成，有降压、强心作用。

🍴 饮食宜忌

胡萝卜特别适合学生、电脑族、近视患者、夜盲症患者、心脑血管病患者及糖尿病患者食用。

胡萝卜不可过多食用，胡萝卜素会沉积于皮肤表面，使皮肤发黄。胡萝卜不宜生吃，其中的胡萝卜素易溶于油脂，与适量油脂一起摄入才能更好吸收。

过量的胡萝卜素会影响卵巢的黄体素合成，分泌减少，有的甚至会造成月经不调、不排卵，育龄女性不宜食用过多的胡萝卜，会影响生育。

喝酒时不宜食用胡萝卜，胡萝卜素和酒精一起进入人体，在肝脏中就会产生毒素，引起肝病。

🛒 选购秘诀

"三红一细"，表皮、肉质和心柱均呈橘红色，心柱要细。

🍱 保存要点

放在阴凉干燥处。或保持胡萝卜干燥，用保鲜膜包裹后放冰箱冷藏。

🔪 厨房妙招

凉拌胡萝卜可加适量香油，这也有利于其中胡萝卜素的吸收利用。

有些人不习惯胡萝卜自身带有的一种特别味道，可以在烹饪前将胡萝卜切碎，用沸水略焯一下。

护眼特效食谱

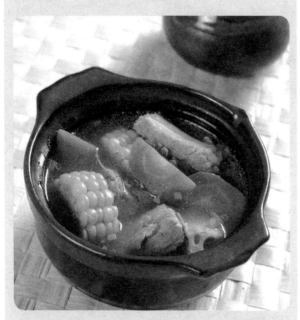

彩玉煲排骨

原料 猪小排300克，玉米150克，莲藕150克，胡萝卜80克，姜片、盐、鸡精、色拉油各适量。

做法 将排骨剁成段；玉米切段；胡萝卜、莲藕分别切块。锅加油烧热，下姜片煸出香味，放入排骨煸炒片刻，加开水，用大火烧炖15分钟。将排骨连汤一起倒入砂锅中，放入玉米、胡萝卜、莲藕，煲50分钟左右，加入盐、鸡精调味即可。

实用小偏方

　　带缨胡萝卜100克，冰糖20克，用适量清水煎煮，取汤汁饮用。每日2次，可用于发热的辅助食疗。

　　新鲜胡萝卜100克，切丁，与大米一起煮粥。每日早晚食用，可用于夜盲症、高血压的辅助食疗。

　　暗疮：新鲜胡萝卜，连皮磨成汁，敷在患处，15分钟后再用水清洗，早晚1次。

每100克胡萝卜营养素含量

水分 (克)	89.2
热量 (千卡)	37
蛋白质 (克)	1
脂肪 (克)	0.2
糖类 (克)	8.8
膳食纤维 (克)	1.1
胡萝卜素 (微克)	4130
维生素B$_1$ (毫克)	0.04
维生素B$_2$ (毫克)	0.03
维生素B$_5$ (毫克)	0.6
维生素C (毫克)	13
维生素E (毫克)	0.41
叶酸 (微克)	4.8
钙 (毫克)	32
磷 (毫克)	27
钾 (毫克)	190
钠 (毫克)	71
镁 (毫克)	14
铁 (毫克)	1
锌 (毫克)	0.23
硒 (微克)	0.63
铜 (毫克)	0.08
锰 (毫克)	0.24

产季：四季，秋冬季食用最宜

别名：菜头、大根、萝白

白萝卜
小人参

食用性质：生吃凉，熟吃温

主要营养成分：淀粉酶、干扰素诱发剂、芥子油、维生素C、膳食纤维、各种矿物质

白萝卜的栽培至少已有千年历史，相传，在唐太和年间如皋定慧寺，僧侣将其作为供品，并馈赠施主，那时称莱菔，种子叫莱菔子，是一味常见中药。《本草纲目》称白萝卜为"蔬中最有利者"，"萝卜响，咯嘣脆，吃了能活百来岁"、"萝卜上市，太医无事"等俗语在民间广为流传。

✱ 健康功效

白萝卜含有一种酶，能分解致癌物亚硝胺，使其失去作用，白萝卜中的淀粉酶能帮助消化。

白萝卜含有干扰素诱发剂，可以提高人体免疫力，抑制肿瘤的发展，有很好的防癌抗癌功效，特别是可降低结肠癌的发病率。

白萝卜中的芥子油能促进胃肠蠕动，增进食欲、助消化，所含的粗纤维也可促进肠蠕动，减少粪便在肠内停留时间，及时把大肠中的有毒物质排出体外。

生吃白萝卜生津止渴、清热解毒。熟吃白萝卜可顺气消食、补脾化痰。

🍴 饮食宜忌

白萝卜特别适合老年人、消化不良者、便秘者及癌症患者食用。

生白萝卜性凉，脾虚泄泻、先兆流产者不宜食用。

白萝卜顺气，人参补气，不可同时食用。

白萝卜中的钙大多数存在于皮上，连皮食用更有利于营养补充。

🛒 选购秘诀

新鲜白萝卜，色泽嫩白、根须笔直、分量较重，捏起来表面比较硬实。如果白萝卜表面的气眼排列均匀，并在一条直线上，大多数情况下是甜心白萝卜，反之，则可能会有些辣。

🍱 保存要点

阴凉通风处保存。或将菜叶切除，用纸包裹后放入保鲜袋，再放入冰箱冷藏。

🍳 厨房妙招

简易酸辣白萝卜：白萝卜切薄片，加适量盐腌4小时，倒掉渗出的水，不要挤干，加适量白醋和白糖，等白糖溶化后倒入，再加生姜末和切碎的辣椒，拌匀，装入瓶子，放冰箱，3日后可食用。

祛痰补虚特效食谱

每100克白萝卜营养素含量

水分 (克)	93.4
热量 (千卡)	21
蛋白质 (克)	0.9
脂肪 (克)	0.1
糖类 (克)	5
膳食纤维 (克)	1
胡萝卜素 (微克)	20
维生素B_1 (毫克)	0.02
维生素B_2 (毫克)	0.03
维生素B_5 (毫克)	0.3
维生素C (毫克)	21
维生素E (毫克)	0.92
叶酸 (微克)	6.8
钙 (毫克)	36
磷 (毫克)	26
钾 (毫克)	173
钠 (毫克)	61.8
镁 (毫克)	16
铁 (毫克)	0.5
锌 (毫克)	0.3
硒 (微克)	0.61
铜 (毫克)	0.04
锰 (毫克)	0.09

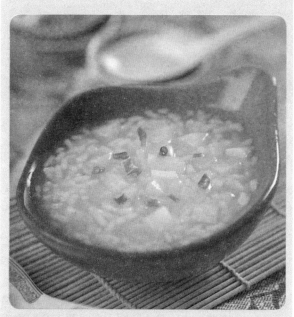

萝卜粥

原料 白萝卜100克，粳米200克，葱花少许。

做法 白萝卜洗净，切成小块，入沸水锅中焯水后待用；粳米淘洗干净。取锅倒入清水烧沸，放入粳米、白萝卜块煮沸后用小火烧至粥稠，装碗，撒上葱花食用。

实用小偏方

白萝卜、生姜、梨各10克，均匀切片后，用适量清水煎煮，取汤汁饮用，并吃白萝卜和梨，用于咳嗽多痰。

白萝卜60克，冬瓜皮10克，莴苣皮15克，用适量清水煎煮，取汁饮用，用于高血脂的辅助食疗。

生白萝卜适量，榨汁，稍加热，趁热喝下，用于醉酒。

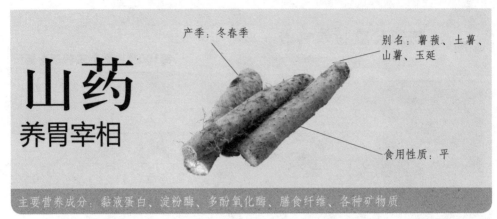

产季：冬春季

别名：薯蓣、土薯、山薯、玉延

山药
养胃宰相

食用性质：平

主要营养成分：黏液蛋白、淀粉酶、多酚氧化酶、膳食纤维、各种矿物质

山药最早叫薯蓣，《本草纲目》记载，由于唐代宗叫李豫，为避讳而改为薯药，又因为宋英宗叫赵曙，为避讳而改为山药。《神农本草经》记载："山药以河南怀庆者良。"即指今河南焦作的"怀山药"最为优良，还有一种"淮山药"，指江苏、安徽等地所产山药，品质不如前者。

✳ 健康功效

山药含有淀粉酶、多酚氧化酶等酶类，有助于脾胃消化吸收。

山药含有黏液蛋白，有修复胃壁内膜的作用，是养胃的首选蔬菜，黏液蛋白的滋润作用可用于治疗肺虚咳嗽，这种黏液蛋白还有阻止脂肪在血管壁沉积和降血糖的作用，对心脑血管疾病患者、肥胖者和糖尿病患者都十分有利。

近年研究发现山药具有镇静作用，可用来抗肝昏迷。

🍴 饮食宜忌

山药特别适合糖尿病患者、胃病患者及心脑血管疾病患者食用。

山药有收敛作用，便秘者不宜食用，发烧时不宜食用，体质燥热的人不宜过多食用。

山药不宜与富含果酸的水果同时食用，如菠萝、芒果、猕猴桃、橙子，山药中的淀粉酶易被果酸破坏，使淀粉长时间滞留胃中，有碍消化。

🛒 选购秘诀

粗细均匀、表皮斑点较硬、切口带黏液者为佳。冬季选购山药时要注意，用手握住山药几分钟，如山药出汗，就是受冻了，如发热就是未受冻的。

🍲 保存要点

保持干燥，避免风吹日晒，常温保存即可。

🍳 厨房妙招

山药在去皮时，黏液容易粘到手上，使人感到发痒难受，可以将洗净的山药先煮或蒸5分钟左右，或者在火上稍微烤一下，凉后再去皮。注意蒸煮不要过了头，煮得太烂也不好去皮。

山药切片后立即放在淡盐水中，可以防止其氧化变黑，还能使其不那么滑溜。

烹饪时间以15~20分钟为宜，长时间的烹饪会使山药中所含的淀粉酶遭到破坏，降低其健脾、助消化的功能。

养胃特效食谱

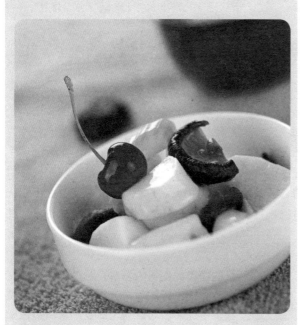

香菇烩山药

原料 香菇6朵，山药1小段，樱桃1颗，色拉油、酱油、糖、盐各少许。

做法 香菇泡软，去蒂洗净，一剖为二；山药去皮后洗净，斜切成块。油锅烧热，放入香菇略炒，再加酱油、糖烧干，放入山药块同烧，加盐调味，收干汤汁盛出装盘，用樱桃装饰即可。

实用小偏方

山药100克，黑芝麻50克，猪肉500克，鸡蛋2个，白糖适量，将黑芝麻炒熟后同煮成粥，用于头晕、健忘、白发、脱发的辅助食疗。

取山药20克，桂圆肉20克分别洗净，放入锅内，加500毫升清水，大火煮开5分钟，改小火煮30分钟，用于结肠癌的辅助食疗。

每100克山药营养素含量

水分 (克)	84.8
热量 (千卡)	56
蛋白质 (克)	1.9
脂肪 (克)	0.2
糖类 (克)	12.4
膳食纤维 (克)	0.8
胡萝卜素 (微克)	20
维生素B_1 (毫克)	0.05
维生素B_2 (毫克)	0.02
维生素B_5 (毫克)	0.3
维生素C (毫克)	5
维生素E (毫克)	0.24
钙 (毫克)	16
磷 (毫克)	34
钾 (毫克)	213
钠 (毫克)	18.6
镁 (毫克)	20
铁 (毫克)	0.3
锌 (毫克)	0.27
硒(微克)	0.55
铜 (毫克)	0.24
锰 (毫克)	0.12

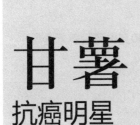

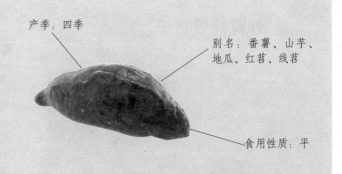

甘薯
抗癌明星

产季：四季

别名：番薯、山芋、地瓜、红苕、线苕

食用性质：平

主要营养成分：脱氢表雄酮、叶酸、维生素C、膳食纤维、各种矿物质

甘薯最早是美洲热带地区的野生植物，由印第安人栽培成功，哥伦布初次觐见西班牙女王时，曾将由新大陆带回的甘薯献给女王，西班牙水手又将甘薯传至菲律宾。中国是在明朝万历年间由菲律宾引进。甘薯包括红薯、白薯、紫薯等多个品种，因其味道甘甜而得名。

✱ 健康功效

甘薯中有一种成分叫脱氢表雄酮，被称为激素之母，它是人体内最丰富的类固醇激素，参与睾酮、雌激素、黄体酮和皮质醇的生成，能延缓人的衰老、预防老年痴呆，并有抗癌防癌的功效。

甘薯含有大量粗纤维，可促进肠胃蠕动，防治便秘，预防胃肠道癌症的发生。

甘薯中有种物质可抑制胆固醇生成，日本东京大学对130种食物抑制胆固醇的功效进行研究，发现甘薯的作用是其他食物的10倍。

🍴 饮食宜忌

甘薯特别适合老年人、便秘者及癌症患者食用。

不宜食用有黑斑的甘薯，有黑斑的甘薯有黑斑病毒，不易被高温杀灭，食用后容易出现发烧、恶心、呕吐、腹泻等一系列中毒症状。

甘薯不宜和柿子同时食用，甘薯中大量的糖类，在胃内发酵，会使胃酸分泌增多，和柿子中的单宁、果胶结合，产生硬块，量少时引起腹痛，量多严重时可使肠胃出血或造成胃溃疡。

甘薯不宜过多食用，其含有气化酶，食用过多会引起腹胀、烧心、反酸。

🛒 选购秘诀

外皮没有黑斑、大小适中者为好。体形滚圆的淀粉含量多，较沙；体形修长的淀粉含量少，较黏。摸上去软的适合煮粥，硬的适合烤着吃。

🍲 保存要点

甘薯晾晒后，保持干燥，放在阴凉通风处，日晒可以增加甘薯甜度。

🥄 厨房妙招

高温煮熟煮透，可以最大程度破坏甘薯中的气化酶，并使甘薯中的淀粉易于消化。

抗癌特效食谱

每100克甘薯营养素含量

水分 (克)	85.2
热量 (千卡)	55
蛋白质 (克)	0.9
脂肪 (克)	0.1
糖类 (克)	13.4
膳食纤维 (克)	0.8
维生素B_1 (毫克)	0.03
维生素B_2 (毫克)	0.03
维生素B_5 (毫克)	0.3
维生素C (毫克)	13
维生素E (毫克)	0.86
叶酸 (微克)	19.6
钙 (毫克)	21
磷 (毫克)	24
钾 (毫克)	111
钠 (毫克)	5.5
镁 (毫克)	14
铁 (毫克)	0.6
锌 (毫克)	0.23
硒(微克)	0.16
铜 (毫克)	0.07
锰 (毫克)	0.11

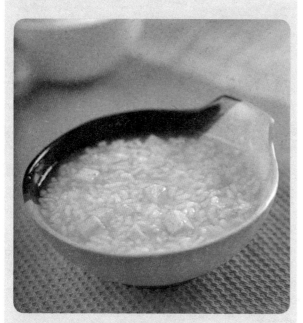

甘薯粥

原料 甘薯100克，大米100克，白糖适量。

做法 将新鲜甘薯洗净，连皮切成小块。大米淘洗干净，用凉水浸泡半小时，捞出沥干。将甘薯块和大米一起放入锅内，加入约1000毫升清水，煮至粥稠，依个人口味酌量加入白糖，再煮沸即可。

实用小偏方

便秘：甘薯400克，生姜2片，红糖适量。将甘薯洗净、削皮、切块，放入锅内，加清水，水量以完全淹没甘薯为宜。大火煮开后，再煮10~15分钟，加入生姜、红糖，再煮8分钟左右即可。

疮毒发炎：生甘薯去皮、捣烂，敷在患处。但严重者需要及时就医。

牛蒡

媲美人参

产季: 冬季

别名: 牛菜、大力子、蝙蝠刺、东洋萝卜、东洋参、牛鞭菜

食用性质: 凉

主要营养成分: 菊糖、牛蒡苷、牛蒡酚、牛蒡苦素、膳食纤维、钾、钙、磷、镁

牛蒡原产于中国，以野生为主，公元940年前后传入日本，在日本成为寻常百姓家强身健体、防病治病的保健菜，可以与人参相媲美，因此称其为"东洋参"。据说牛很喜欢吃它的根叶，吃饱后力大无比，故又称之为"牛菜"和"大力子"。

✳ 健康功效

牛蒡中含有菊糖，有促进肠道有益菌生长、润肠通便和增强免疫力的作用，还有显著的降血糖功效，对糖尿病患者极为有利。

牛蒡根中所含有的牛蒡苷能使血管扩张，起到降血压的效果，还有轻度的利尿和泻下作用。牛蒡苷和牛蒡酚有抗肾炎活性，能有效地治疗急性进行性肾炎和慢性肾小球肾炎。

牛蒡中的牛蒡苦素和牛蒡苷元都具有抗癌作用。牛蒡还含有抗菌成分，主要抗金黄色葡萄球菌。

🍴 饮食宜忌

牛蒡特别适合糖尿病患者、肾炎患者、心脑血管疾病患者及癌症患者食用。

世界著名的营养保健专家艾尔·敏德尔博士在其所著的《抗衰老圣典》中这样描述："牛蒡的根部受到全世界人的喜爱，它是一种可以帮助身体维持良好工作状态的温和营养药草。牛蒡可每日食用而无任何副作用，且对体内各系统的平衡具有复原功能。全世界最长寿的民族——日本人常年食用牛蒡根部。"

🛒 选购秘诀

表皮淡褐色、不长须根、质地细嫩而不粗糙者为佳。手握牛蒡较粗的一端，如果牛蒡自然垂下，则表示新鲜细嫩，口感较佳。

🍽 保存要点

用湿纸巾包裹，放在阴凉处或冰箱冷藏。

🔪 厨房妙招

牛蒡切后曝露在空气中容易氧化，出现黑褐色斑点，为了避免变色，切好的牛蒡要立刻放入清水中浸泡，也可将处理好的牛蒡泡入浓度3%的醋水中15分钟，这还可以使其色泽更加洁白，并保留住自身的特殊香气。

补虚养生特效食谱

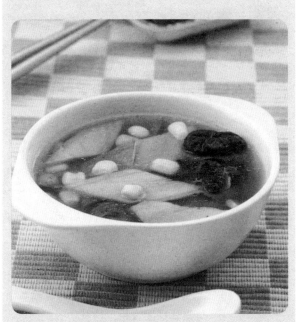

每100克牛蒡营养素含量

水分 (克)	74
热量 (千卡)	43
蛋白质 (克)	2.5
脂肪 (克)	0.7
糖类 (克)	21.8
膳食纤维 (克)	1.7
胡萝卜素 (微克)	未知
维生素B_1 (毫克)	0.04
维生素B_2 (毫克)	0.03
维生素B_3 (毫克)	0.2
维生素C (毫克)	4
钙 (毫克)	46
磷 (毫克)	95
钾 (毫克)	370
钠 (毫克)	6
镁 (毫克)	46
铁 (毫克)	0.9
锌 (毫克)	0.6

牛蒡素菜汤

原料 牛蒡半根，白萝卜、胡萝卜各1条，黑木耳2朵，玉米粒100克，栗子10颗，大枣6粒，盐、鸡精各适量。

做法 牛蒡用温水浸泡5分钟后去皮切片，黑木耳温水泡发后去根切碎，白萝卜、胡萝卜洗净后切细丝，栗子去壳后切为两半，大枣泡发后去核。砂锅内放入清水，将原料一并加入，大火烧开后改小火慢炖2小时左右，出锅前加入盐、鸡精调味即可。

实用小偏方

牛蒡120克，捣烂，取汁分几次饮用，适用于心烦者。

牛蒡60克，用适量清水煎煮，捣烂敷患处，用于乳腺炎的辅助食疗。

牛蒡适量，捣烂取汁，用汁滴耳，每日数次，可用于急性中耳炎的辅助食疗。

牛蒡100克，洗净去皮，取适量，用适量清水煎煮，适合甲状腺肿大者食用。

牛蒡与大米各适量，煮成粥食用，可预防老年性血管硬化和中风。

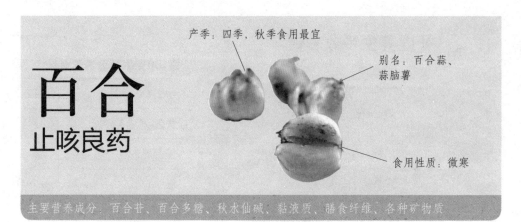

产季：四季，秋季食用最宜

别名：百合蒜、蒜脑薯

百合
止咳良药

食用性质：微寒

主要营养成分：百合苷、百合多糖、秋水仙碱、黏液质、膳食纤维、各种矿物质

百合名称出自《神农本草经》，因其根茎由肉质鳞片抱合，并可治百合病而得名，古人视其为"百年好合"、"百事合意"的吉兆。又因其形似蒜，味似薯而得名"蒜脑薯"。早在公元前400年，罗马人就用百合止血、疗伤。我国在唐朝就开始了百合的栽培和药食两用。

✳ 健康功效

百合中的百合苷，有镇静和催眠的作用，能有效提高睡眠质量。

百合含有百合多糖，有抗肿瘤、降血糖、调节免疫力和抗疲劳等作用，是体质虚弱者、癌症患者和糖尿病患者的良好食疗佳品。

百合含有丰富的秋水仙碱，能迅速减轻炎症，有效止痛，对痛风发作所致的急性关节炎症有辅助治疗作用。

百合富含黏液质，有润肺止咳平喘和润泽皮肤的功效。

🍴 饮食宜忌

百合特别适合女性、体质虚弱者、失眠患者、咳嗽患者、糖尿病患者、关节炎患者和癌症患者食用。

百合性微寒，风寒咳嗽、脾胃虚寒、大便溏泻者不宜食用。

百合有润肺止咳的作用，在气候干燥的秋季食用最适宜。

百合与莲子搭配食用，安眠效果更佳，与薏米搭配食用，可提高其抗癌能力，与银耳搭配食用，护肤功效更显著。

🛒 选购秘诀

好的鲜百合柔软、颜色洁白、有光泽、无明显斑痕、鳞片肥厚饱满，闻起来有淡淡的味道，尝起来有点苦。好的干百合质硬而脆，折断后的断面应该有角质样，比较光滑，颜色不能过于白皙，否则有可能是经过硫磺漂白，经过漂白的干百合易受潮，煮后带酸味。

⛅ 保存要点

用报纸包裹后放冰箱冷藏，也可放在米缸中保存。

🍳 厨房妙招

百合味道微苦，与芹菜或胡萝卜搭配烹饪，可以中和部分苦味，也可以加适量白糖蒸煮后食用。

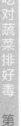

止咳润肺特效食谱

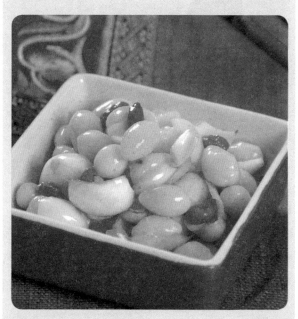

白果炒百合

原料 白果250克，百合150克，枸杞子20克，葱段、盐、鸡精、白糖、色拉油各适量。

做法 白果洗净，百合去黑边洗净，枸杞子用水泡好备用。锅内加底油烧热，下入葱段炒香，加白果、百合、枸杞子炒匀，调入盐、鸡精、白糖炒熟即可。

实用小偏方

干百合100克，蜂蜜150克。将干百合洗净，放入大瓷碗内，加蜂蜜，隔水蒸1小时，趁热拌匀，晾凉后，装入瓶内即可。每日早晚各服1汤匙，适合慢性支气管炎者食用。

鲜百合50克，绿豆100克，大米适量，用适量清水煮成粥，可用于食疗烦躁失眠。

每100克百合营养素含量

水分 (克)	56.7
热量 (千卡)	162
蛋白质 (克)	3.2
脂肪 (克)	0.1
糖类 (克)	38.8
膳食纤维 (克)	1.7
维生素B$_1$ (毫克)	0.02
维生素B$_2$ (毫克)	0.04
维生素B$_5$ (毫克)	0.7
维生素C (毫克)	18
钙 (毫克)	11
磷 (毫克)	61
钾 (毫克)	510
钠 (毫克)	6.7
镁 (毫克)	43
铁 (毫克)	1
锌 (毫克)	0.5
硒 (微克)	0.2
铜 (毫克)	0.24
锰 (毫克)	0.35

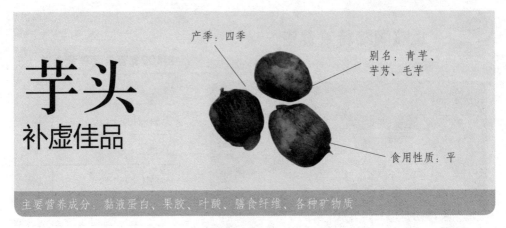

芋头
补虚佳品

产季：四季

别名：青芋、芋芍、毛芋

食用性质：平

主要营养成分：黏液蛋白、果胶、叶酸、膳食纤维、各种矿物质

芋头原产于我国和印度、马来西亚等热带地区。芋头有红芋、白芋、九头芋、槟榔芋等多个品种。红芋因芽带红色而得名，切开后的断面颜色及其口味与白芋没有明显区别。

✱ 健康功效

芋头含有一种黏液蛋白，可促使人体产生免疫球蛋白，提高身体抵抗力，在对抗癌症和放化疗手术康复方面有积极作用。

芋头含有较多的氟，有保护牙齿、预防龋齿的作用。

芋头富含果胶，有助消化，还有止泻的作用。

🍴 饮食宜忌

芋头特别适合老年人、青少年、体质虚弱者和癌症患者食用。

芋头中的黏液会刺激咽喉，煮熟透后再食用会破坏其刺激性。一次不可食用过多芋头，会造成胃肠胀气。

芋头不可与醋搭配食用，醋会干扰芋头中的淀粉分解，有碍消化。

🛒 选购秘诀

同样大小的芋头，较轻的粉些。芋头根部的附近，如果有很多凹下去带土的小洞，也是较粉的。

🍽 保存要点

没有去皮的芋头可以放在阴凉干燥处保存。去皮的可以蒸熟或用油炸熟透，再放入冰箱冷藏。

🔪 厨房妙招

将带皮的芋头装进小口袋里，装半袋，用手抓住袋口，将袋子在水泥地上摔几下，这样就可以轻松去除芋头皮。

芋头外皮含刺激性成分，剥芋头皮时会使手部发痒，可使用手套，避免直接接触外皮，也可先将芋头带皮水煮，破坏其表皮刺激性物质，煮沸后用凉水冷却后再去皮。

不小心接触芋头外皮，引起发痒，可以涂抹生姜汁或醋水，也可将手放在火上烘烤片刻。

补虚养生特效食谱

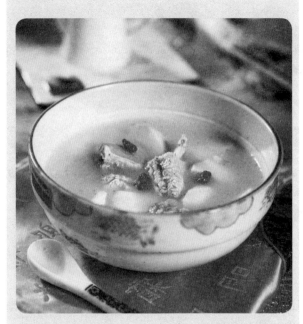

芋头排骨煲

原料 小排骨100克，芋头200克，姜片、料酒、清汤、枸杞子、胡椒粉、盐、味精、色拉油各适量。

做法 排骨剁小块，洗净焯水。芋头去皮洗净切块。锅内加油烧热，放入姜片、排骨略炒，烹料酒，加清汤、胡椒粉、芋头，用大火烧开，改小火煮熟，加枸杞子，用盐、味精调味即可。

实用小偏方

病后体虚：芋头200克，山药50克，大米500克，用适量清水小火熬煮成粥即可。

每100克芋头营养素含量

水分 (克)	78.6
热量 (千卡)	79
蛋白质 (克)	2.2
脂肪 (克)	0.2
糖类 (克)	18.1
膳食纤维 (克)	1
胡萝卜素 (微克)	160
维生素B$_1$ (毫克)	0.06
维生素B$_2$ (毫克)	0.05
维生素B$_5$ (毫克)	0.7
维生素C (毫克)	6
维生素E (毫克)	0.45
叶酸 (微克)	31.3
钙 (毫克)	36
磷 (毫克)	55
钾 (毫克)	378
钠 (毫克)	33.1
镁 (毫克)	23
铁 (毫克)	1
锌 (毫克)	0.49
硒(微克)	1.45
铜 (毫克)	0.37
锰 (毫克)	0.3

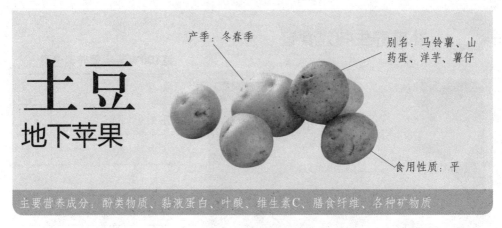

产季：冬春季

别名：马铃薯、山药蛋、洋芋、薯仔

食用性质：平

主要营养成分：酚类物质、黏液蛋白、叶酸、维生素C、膳食纤维、各种矿物质

土豆在公元前200年由印第安人开始栽培，并被用于测量时间，用煮土豆需要的时间做为单位时间。西班牙殖民者将其带回欧洲，传入法国时，正值粮荒时节，它帮助法国人度过了无米的灾难，被亲切地称为"地下苹果"。本杰明·富兰克林在法国做美国大使期间，曾见识了土豆的20种不同做法。

✳ 健康功效

土豆中含有大量的钾，能够帮助人体排出过多的钠，有保护血管、降血压、消水肿、促进代谢的作用。

土豆中的酚类物质，能抑制致癌物活化，有显著的抗癌功效。

土豆含有较多的黏液蛋白，可预防血管脂肪沉积，保持血管的弹性，有利于预防动脉粥样硬化，并能保持消化道润滑，保护内脏。土豆中有丰富的维生素C，可美白、滋润皮肤，起到养颜的功效。

土豆富含淀粉，但相对来说脂肪含量少，热量低，只要不经过油炸，就是减肥的好选择。

土豆含助眠物质色氨酚，有催眠作用。

🍴 饮食宜忌

土豆特别适合女性、学生、老年人及癌症患者食用。

土豆宜去皮、挖去芽眼后再食用，腐烂、霉烂或生芽较多的土豆不宜食用，因含过量龙葵素，极易引起中毒。

🛒 选购秘诀

颜色浅黄、个头结实、没有长芽者为佳。

🏠 保存要点

避光，通风、干燥处保存。

🍳 厨房妙招

将土豆放在热水中浸泡片刻，再放入凉水浸泡片刻，这样容易去皮。去了皮的土豆如果不马上进行烹饪，应浸在凉水里，加适量醋或盐，以免发黑，但不能浸泡太久，以免其中的营养成分流失。土豆皮可以用来敷眼睛，有去除眼袋、细纹和黑眼圈的作用。

土豆要用小火烹饪，才能均匀地熟烂，若大火煮烧，会使外层熟烂甚至开裂，里面却是生的。

存放过久的土豆表面会有蓝青色的斑点，如在煮土豆的水中加适量醋，斑点就会消失。

增强免疫力特效食谱

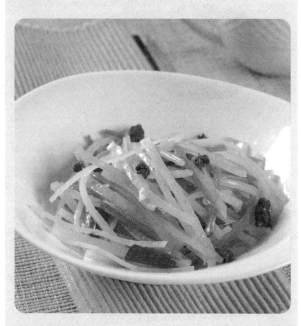

凉拌三丝

原料 芹菜150克，胡萝卜100克，土豆50克，辣椒油、花椒、蒜蓉、盐、味精、香油各适量。

做法 芹菜、胡萝卜、土豆均切丝。锅加水烧开，下芹菜、胡萝卜、土豆焯水，捞出过凉。辣椒油、花椒、蒜蓉、盐、味精、香油放在碗中调匀成料汁。芹菜、胡萝卜、土豆加料汁拌匀即可。

实用小偏方

　　受凉胃痛时，可取土豆、生姜各适量，榨汁，加入鲜橘汁，拌匀后饮用。

　　土豆适量，加醋榨汁，涂抹患处，可辅助治疗腮腺炎。

每100克土豆营养素含量

水分 (克)	79.8
热量 (千卡)	76
蛋白质 (克)	2
脂肪 (克)	0.2
糖类 (克)	17.2
膳食纤维 (克)	0.7
胡萝卜素 (微克)	30
维生素B_1 (毫克)	0.08
维生素B_2 (毫克)	0.04
维生素B_5 (毫克)	1.1
维生素C (毫克)	27
维生素E (毫克)	0.34
叶酸 (微克)	15.7
钙 (毫克)	8
磷 (毫克)	40
钾 (毫克)	342
钠 (毫克)	2.7
镁 (毫克)	23
铁 (毫克)	0.8
锌 (毫克)	0.37
硒(微克)	0.78
铜 (毫克)	0.12
锰 (毫克)	0.14

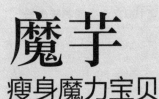

魔芋
瘦身魔力宝贝

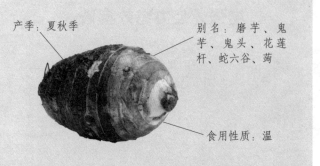

产季：夏秋季

别名：磨芋、鬼芋、鬼头、花莲杆、蛇六谷、蒟

食用性质：温

主要营养成分：魔芋葡甘聚糖、凝胶、膳食纤维、各种矿物质

魔芋被世界卫生组织评为十大保健食品之一，主要产于东半球的热带、亚热带地区，中国为原产地之一，全世界有260多个品种，其中8种为中国特有。早在西晋时期，大文学家左思的《蜀都赋》中就有"以灰汁煮即成冻，以苦酒淹食，蜀人珍之"的记载。魔芋传入日本最初只作药用，随后成为民间最受欢迎的保健食品。

健康功效

魔芋中含有大量的魔芋葡甘聚糖，既可消除饥饿感，因其所含热量微乎其微，故又可减肥瘦身。魔芋还对胆汁分泌有影响，防止人体对胆固醇的过度吸收，促进其排泄，并能有效地干扰癌细胞的代谢功能，还有降血糖的功效。

魔芋中的凝胶进入人体后形成半透明的膜衣，附着于肠壁，能阻碍包括致癌物质在内的有害物质的侵袭，因而魔芋又被誉为"防癌魔衣"。

魔芋能促进肠道消化酶分泌，加快肠壁上沉积物的清除，有促进消化和排除毒素的作用。

魔芋中的钙在胃液这样的酸性环境中极易分离，被人体吸收利用，有补钙的作用。

饮食宜忌

魔芋特别适合女性、肥胖者、癌症患者、心脑血管疾病患者、糖尿病患者、骨质疏松者和消化不良者食用。

生魔芋有毒，必须煎煮3小时以上，煮熟透才可食用，且一次的食用量不宜超过80克。一旦魔芋中毒，可用醋30~60毫升，加姜汁，内服或漱口，若引起皮肤过敏者，可用稀醋水洗涤。

选购秘诀

球茎肥厚、形状端正、个体均匀、没有干枯萎缩及硬化、没有外伤及腐烂者为佳。超市出售的魔芋一般都是清理、切条后浸泡在碱性液体中保鲜，购买时需注意生产日期和保质期。

保存要点

超市购买的魔芋，吃剩后可以和包装袋中的保鲜液一起放进密闭容器中，放入冰箱冷藏。

厨房妙招

烹饪前，用盐搓一搓魔芋，或放淡盐水中煮片刻，可以去掉附着在表面的保鲜剂。

为了防止被菜刀切到手，可以用手或勺子将魔芋捣碎再进行烹饪，这样能更快煮熟，也更入味。

蒸或清炒可减少魔芋表面的水分，使其口感更筋道。

防癌减肥特效食谱

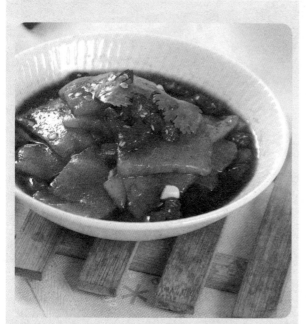

凉拌魔芋

原料 魔芋300克，小米椒50克，酱油、盐、味精、辣椒油、香油、香菜各适量。

做法 魔芋切片，小米椒切圈。锅加水烧开，下魔芋焯熟。小米椒、酱油、盐、味精、辣椒油、香油调汁，放入魔芋拌匀，撒香菜即可。

每100克魔芋营养素含量

水分 (克)	92
热量 (千卡)	7
蛋白质 (克)	0.1
脂肪 (克)	0.1
糖类 (克)	3.3
膳食纤维 (克)	3
胡萝卜素 (微克)	未知
维生素B_3 (毫克)	6
维生素E (毫克)	0.11
叶酸 (微克)	2
钙 (毫克)	68
磷 (毫克)	7
钾 (毫克)	44
钠 (毫克)	2
镁 (毫克)	26
铁 (毫克)	0.6
锌 (毫克)	3
硒 (微克)	1.85
铜 (毫克)	0.11

实用小偏方

脚癣者，可取魔芋块茎适量，切片，摩擦患处。

魔芋粉和豆腐渣各适量，拌入玉米面，做成窝窝头，适合糖尿病患者食用。

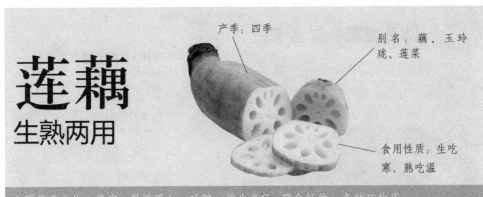

莲藕

生熟两用

产季：四季

别名：藕、玉玲珑、莲菜

食用性质：生吃寒，熟吃温

主要营养成分：单宁、黏液蛋白、叶酸、维生素C、膳食纤维、各种矿物质

莲藕原产于印度，传入中国后，在南北朝时代广为栽培。苏州的莲藕，有"雪藕"之称，能与鸭梨媲美，唐代时就被列为贡品；湖南的白臂莲藕入口消融、不留残渣；广西贵县的大红莲藕煮熟后特别绵软，据说乾隆皇帝游江南时就点名要当地的大红莲藕；杭州的西湖莲藕白嫩如少女的玉臂，故又美其名曰"西施臂"。

✳ 健康功效

莲藕含有较多的单宁，止血作用十分显著，可以抑制胃溃疡、十二指肠溃疡的伤口出血，对流鼻血和产后出血也有改善作用。此外，单宁还有杀菌消炎、健脾止泻的作用。

莲藕富含黏液蛋白，对胃肠道有润滑作用，并能减少脂肪的吸收。

莲藕含有较多的铁和维生素C，能改善贫血症状，煮熟后食用补血效果更佳。

熟莲藕有补血、养心血安神的作用，生莲藕有凉血止血的作用。

🍴 饮食宜忌

莲藕特别适合女性、老年人和肥胖者食用。

生莲藕性寒，体质虚寒、脾虚泄泻者不宜食用，煮熟透后才可食用，产妇不宜过早食用。

🛒 选购秘诀

藕节肥大短粗、稍带黄色、每节两端细小而中间肥胀、藕孔大小均匀者为佳。

🍱 保存要点

将莲藕洗净，浸入清水，每1~2天换一次水。莲藕容易变黑，如果是已经切开的，要裹上保鲜膜或用醋腌渍，再放入冰箱冷藏。

🍳 厨房妙招

切好的藕片浸泡在水里，可以防止莲藕变色。

七孔藕淀粉含量较高，水分少，糯而不脆，适宜做汤；九孔藕水分含量高，脆嫩、汁多，适宜凉拌或清炒。

吃对蔬菜排好毒 第2版

气血双补特效食谱

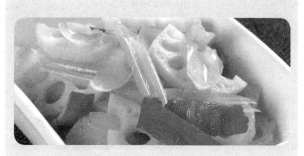

每100克莲藕营养素含量

水分 (克)	80.5
热量 (千卡)	70
蛋白质 (克)	1.9
脂肪 (克)	0.2
糖类 (克)	16.4
膳食纤维 (克)	1.2
胡萝卜素 (微克)	20
维生素B_1 (毫克)	0.09
维生素B_2 (毫克)	0.03
维生素B_5 (毫克)	0.3
维生素C (毫克)	44
维生素E (毫克)	0.73
叶酸 (微克)	10.3
钙 (毫克)	39
磷 (毫克)	58
钾 (毫克)	243
钠 (毫克)	44.2
镁 (毫克)	19
铁 (毫克)	1.4
锌 (毫克)	0.23
硒(微克)	0.39
铜 (毫克)	0.11
锰 (毫克)	1.3

荷塘藕片

原料 莲藕200克，百合80克，荸荠20克，西芹20克，红甜椒10克，盐、色拉油各适量。

做法 将莲藕去皮切薄片，浸在清水里；红甜椒切圈；西芹切小片；百合掰成片；荸荠去皮后切厚片。锅中加水烧开，放入藕片焯1分钟，捞出冲凉，沥干备用。锅中加底油烧热，放入红甜椒、西芹、荸荠翻炒，再倒入藕片、百合，加适量盐迅速炒匀。

黑豆莲藕鸡汤

原料 母鸡1只，莲藕200克，黑豆20克，红枣15克，盐、味精、胡椒粉、大葱、生姜、料酒各适量。

做法 母鸡清理干净，放入开水锅，加适量料酒，略焯，捞出后放入清水洗净；莲藕去皮，洗净，切块；红枣去核，洗净；黑豆用清水浸泡后放入锅内稍炒，待豆皮裂开后马上放入清水，洗去浮皮，捞出。将所有材料放入开水锅，大火煮开，转小火炖90分钟左右即可。

实用小偏方

莲藕洗净，榨汁100~150毫升，加蜂蜜30克，拌匀后饮用。每日1次，连续数日，可辅助食疗肺热咳嗽。

莲藕适量，绞取汁液，每次服用50毫升，可用于醉酒。

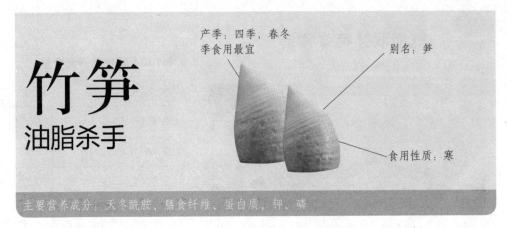

产季：四季，春冬季食用最宜

别名：笋

食用性质：寒

竹笋

油脂杀手

主要营养成分：天冬酰胺、膳食纤维、蛋白质、钾、磷

竹笋原产于中国，是竹子地下茎节上冒出的芽，品种众多，全世界共计约有500多个品种。竹笋中，尤以春笋、冬笋味道最佳，冬笋是在冬天竹笋尚未出土时挖掘，质量最好，春笋则是在春天竹笋已出土时挖掘的，质量较次。

✳ 健康功效

竹笋含有天冬酰胺，使其拥有独特的清香，具有开胃、促进消化、增强食欲的作用，可用于治疗消化不良。

竹笋含有大量粗纤维，可促进胃肠蠕动，减少粪便黏度，使粪便变软利排出，用于治疗便秘，对胃肠道癌症的预防也十分有利，并能清除体内多余脂肪，对消化道肿与乳腺癌有一定的预防作用。

竹笋含有大量的钾，钠含量却极低，有利于平衡膳食中摄入的过多钠盐。

🍴 饮食宜忌

竹笋特别适合女性、肥胖者、心脑血管疾病患者和消化道癌症患者食用。

竹笋中蛋白质含量较高，但必需氨基酸中的甲硫氨酸含量较低，与谷类搭配食用营养更全面。竹笋很吸油，与脂肪含量高的食物搭配食用，可以解油腻，也是减肥瘦身的好方法。

竹笋单独烹饪时稍带苦味，与肉类搭配则十分鲜美。

🛒 选购秘诀

笋壳色泽鲜黄或淡黄略带粉红、完整且饱满光洁的质量较好。根部的"痣"红的竹笋鲜嫩，节与节之间距离越近越嫩。

⛰ 保存要点

鲜竹笋存放时不要剥壳，否则会失去清香味，放在阴凉干燥处即可。

🔪 厨房妙招

用刀在笋壳上划一道，可以快速剥去笋壳。

用开水焯一下竹笋，可以去除其中的草酸，使其不影响人体对钙的吸收利用。

靠近笋尖部的地方顺切，下部横切，这样烹饪时不但易熟烂，且更易入味。

吃对蔬菜排好毒 第2版

防癌瘦身特效食谱

每100克竹笋营养素含量

水分 (克)	92.8
热量 (千卡)	19
蛋白质 (克)	2.6
脂肪 (克)	0.2
糖类 (克)	3.6
膳食纤维 (克)	1.8
维生素B$_1$ (毫克)	0.08
维生素B$_2$ (毫克)	0.08
维生素B$_5$ (毫克)	0.6
维生素C (毫克)	5
维生素E (毫克)	0.05
钙 (毫克)	9
磷 (毫克)	64
钾 (毫克)	389
钠 (毫克)	0.4
镁 (毫克)	1
铁 (毫克)	0.5
锌 (毫克)	0.33
硒(微克)	0.04
铜 (毫克)	0.09
锰 (毫克)	1.14

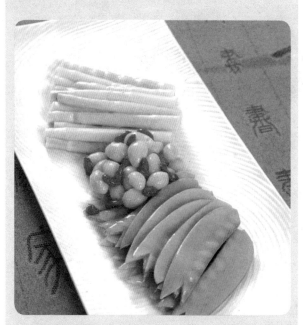

吉祥三宝

原料 扁豆150克，竹笋150克，白果100克，枸杞子50克，盐、白糖、鸡精、色拉油各适量。

做法 扁豆择去两头和老筋；竹笋切段；枸杞子用水泡好。将扁豆、竹笋放入沸水中焯水。锅加油烧热，下扁豆、竹笋、白果、枸杞子炒匀，加盐、白糖调味，加鸡精，炒熟。出锅时把扁豆、竹笋分别摆在两边，白果、枸杞子放在中间即可。

实用小偏方

竹笋1根，去壳后切片，与100克大米一起煮成粥，适用于咳嗽的食疗。

竹笋200克，加适量盐，用适量清水煮烂后食用，用于胃热烦渴。

竹笋200克，鲫鱼250克，一起煮汤食用，可用于辅助食疗小儿麻疹、风疹或水痘初起。

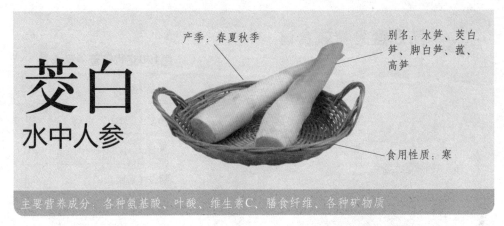

产季：春夏秋季

别名：水笋、茭白笋、脚白笋、菰、高笋

茭白
水中人参

食用性质：寒

主要营养成分：各种氨基酸、叶酸、维生素C、膳食纤维、各种矿物质

茭白是我国的特产水生蔬菜，与莼菜、鲈鱼并称为"江南三大名菜"。茭白的祖先曾被当作粮食作物栽培，它的种子叫菰米或雕胡，是"六谷"（稌、黍、稷、粱、麦、菰）之一。人们偶然发现，有些菰因感染上黑粉菌而不抽穗，茎部不断膨大，逐渐形成纺锤形的肉质茎，这就是现在食用的茭白。

✱ 健康功效

茭白性寒，且含有大量的水分，有止渴利尿和清热解毒的作用，可用于解酒。

茭白有下奶的作用，十分适合孕妇产后食用。茭白能退黄疸，对于黄疸型肝炎有益。

茭白富含人体必需氨基酸，茭白的有机氮素以氨基酸状态存在，味道鲜美，营养价值较高，容易被人体吸收。

🍴 饮食宜忌

茭白特别适合醉酒者、产妇和黄疸型肝炎病患者食用。

茭白性寒，脾胃虚寒、腹泻者不宜食用。

茭白在春夏时节食用更适宜，营养成分更丰富，清暑解烦、止渴作用更显著，

可辅助治疗四肢浮肿、小便不利等症。

🛒 选购秘诀

新鲜茭白肉质肥嫩、外形匀称，具有清香味，长有"黑点"的茭白则是生长过老或被黑粉菌腐蚀。

🍚 保存要点

用纸包裹，放入保鲜袋，再放冰箱冷藏。

🔪 厨房妙招

茭白含有较多的草酸，烹饪前用开水略焯，可以减少草酸含量，有利人体对钙的吸收。

茭白做凉拌菜时，可先将其蒸熟，再放入冰水中浸泡，凉后再切，这样口感更好，也更香甜。

下奶特效食谱

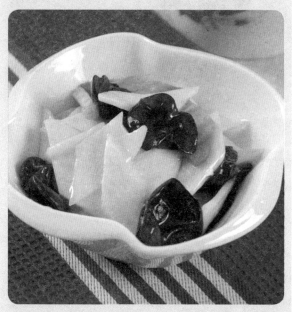

茭白炒木耳

原料 茭白200克，黑木耳200克，葱段、盐、胡椒粉、味精、香油、色拉油各适量。

做法 茭白去皮切片，黑木耳用水泡好切片。锅加水烧开，放茭白、黑木耳焯水捞出。锅加油烧热，用葱炝锅，放茭白、黑木耳、盐、胡椒粉炒匀，加味精炒熟，淋香油即可。

实用小偏方

　　茭白200克，鸡蛋4个，植物油、盐各适量。鸡蛋打入碗中，加盐后搅打均匀；茭白洗净，切丝。锅内倒油，放入茭白炒熟，倒入鸡蛋液，翻炒均匀即可。适合黄疸型肝炎患者食用。

　　芹菜和茭白各30克，用适量清水煎煮后服用，可辅助食疗高血压。

　　醉酒者，可将茭白和生姜各适量，绞取汁液饮用。

每100克茭白营养素含量	
水分 (克)	92.2
热量 (千卡)	23
蛋白质 (克)	1.2
脂肪 (克)	0.2
糖类 (克)	5.9
膳食纤维 (克)	1.9
胡萝卜素 (微克)	30
维生素B$_1$ (毫克)	0.02
维生素B$_2$ (毫克)	0.03
维生素B$_5$ (毫克)	0.5
维生素C (毫克)	5
维生素E (毫克)	0.99
叶酸 (微克)	6
钙 (毫克)	4
磷 (毫克)	36
钾 (毫克)	209
钠 (毫克)	5.8
镁 (毫克)	8
铁 (毫克)	0.4
锌 (毫克)	0.33
硒(微克)	0.45
铜 (毫克)	0.06
锰 (毫克)	0.49

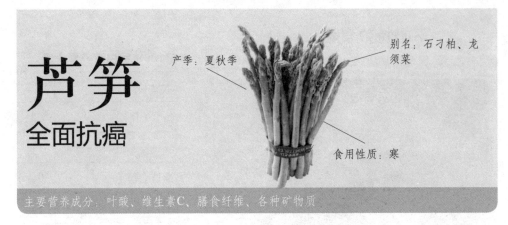

芦笋
全面抗癌

产季：夏秋季

别名：石刁柏、龙须菜

食用性质：寒

主要营养成分：叶酸、维生素C、膳食纤维、各种矿物质

芦笋因形似芦苇的嫩芽和竹笋而得名，有2000多年的栽培历史，20世纪初传入中国。芦笋是世界十大名菜之一，其营养丰富，尤其是嫩茎的顶尖部分，在国际市场上享有"蔬菜之王"的美称。

✳ 健康功效

芦笋的氨基酸含量高，且比例适当，微量元素丰富，对心脑血管疾病患者极为有利。

芦笋中含有较多的硒，硒能阻止致癌物质过氧化物和自由基的形成，防止基因突变，提高对癌的抵抗力。芦笋组织蛋白中的酰胺酶也有卓越的抗癌效果，再加上芦笋中大量的叶酸、核酸的强化作用，能有效地控制癌细胞的生长。

芦笋富含叶酸，孕妇食用最适宜，可预防宫颈癌和胎儿畸形。

🍴 饮食宜忌

芦笋特别适合孕妇、心脑血管患者和癌症患者食用。

芦笋嘌呤含量较高，痛风患者不宜食用。

芦笋纤维较粗，不宜生吃，否则会损伤胃肠道，营养也不易吸收。芦笋的保存时间也不宜超过1周，否则纤维化、老化，营养价值降低。

🛒 选购秘诀

形状正直、笋尖花苞紧密、表皮鲜亮不萎缩、细嫩粗大、基部未老化、手折即断者为佳。

🍲 保存要点

用保鲜膜包裹，根部朝下，放入冰箱冷藏。

🔪 厨房妙招

芦笋头部沙土不易清理干净，在烹饪前用清水浸泡，再冲洗，能将芦笋头部的沙土清除干净。

用手掰更能准确的去除比较老的茎根部，两只手捏住芦笋的底部轻轻一掰，芦笋就会在老嫩之间分界部位自动断裂。

将芦笋在开水中焯3分钟，然后立即浸泡在凉水中，这可保证其颜色和营养不被破坏。

芦笋中的叶酸很容易被破坏，应避免高温加热，最佳的食用方法是用微波炉小功率热熟。

抗癌防癌特效食谱

每100克芦笋营养素含量

水分 (克)	93
热量 (千卡)	19
蛋白质 (克)	1.4
脂肪 (克)	0.1
糖类 (克)	4.9
膳食纤维 (克)	1.9
胡萝卜素 (微克)	100
维生素B_1 (毫克)	0.04
维生素B_2 (毫克)	0.05
维生素B_5 (毫克)	0.7
维生素C (毫克)	45
叶酸 (微克)	145.5
钙 (毫克)	10
磷 (毫克)	42
钾 (毫克)	213
钠 (毫克)	3.1
镁 (毫克)	10
铁 (毫克)	1.4
锌 (毫克)	0.41
硒(微克)	0.21
铜 (毫克)	0.07
锰 (毫克)	0.17

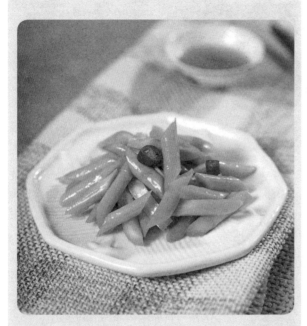

清炒芦笋

原料 芦笋500克，葱粒、盐、料酒、醋、味精、色拉油各适量。

做法 芦笋洗净，去掉老皮，切段，入沸水中焯水捞出。炒锅加油烧热，加入葱粒炝锅，放芦笋段、盐、料酒、醋、味精不停翻炒，待熟后淋油即可。

实用小偏方

慈姑30克，芦笋300克，冰糖适量。慈姑去皮，洗净，沥干，切片；芦笋洗净，切片。芦笋和慈姑一起放入锅内，加适量清水煮熟，捞出沥干，与冰糖一起装入碗内，隔水蒸20分钟，熟后取出，适合胃癌患者食用。

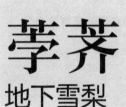

荸荠
地下雪梨

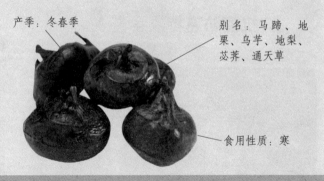

产季：冬春季

别名：马蹄、地栗、乌芋、地梨、芯荠、通天草

食用性质：寒

主要营养成分：荸荠英、黏液质、维生素C、膳食纤维、各种矿物质

荸荠原产于印度，在我国主要分布于江苏、安徽、浙江、广东等水泽地区。荸荠既可作为蔬菜，也当做水果食用，味甜多汁、清脆可口，自古有"地下雪梨"的美誉，北方人视其为"江南人参"，它的外形与栗子相似，连性味、成分、功用都与栗子差不多，又因其在泥中结果，所以又有"地栗"之称。

✱ 健康功效

荸荠含有黏液质，有生津液、化痰润肺的作用，且荸荠质嫩多汁，对糖尿病和尿路感染患者有一定辅助治疗作用。

荸荠中有一种叫荸荠英的物质，是天然抗生素，能抑制流感病毒，并对金黄色葡萄球菌、大肠杆菌、产气杆菌及绿脓杆菌均有一定的抑制作用，还有降血压和预防癌肿的作用。

荸荠中所含的磷是根茎类蔬菜中较高的，对牙齿和骨骼的发育有很大好处，同时可促进体内的糖、脂肪、蛋白质三大物质的代谢，调节酸碱平衡。

🍴 饮食宜忌

荸荠特别适合体质虚弱者、儿童、发烧者、咽喉肿痛者、高血压患者、糖尿病患者和尿路感染患者食用。

荸荠性寒，脾肾虚寒、大便溏泻者和孕妇不宜食用。

荸荠不宜生吃，一定要洗净、煮透后才可食用，因其生长在泥中，外皮和内部都有可能附着较多的细菌和寄生虫，而且煮熟的荸荠更甜。

荸荠与香菇、黑木耳搭配食用，有更显著的降血压、降血脂效果。

🛒 选购秘诀

个大皮薄、无伤烂者为佳。色泽过红、分布不均匀的荸荠可能是经过药物浸泡，正常的应是红黑色，比较老气，通过挤荸荠上的芽，浸泡过的荸荠会在手上粘上黄色的液体。

🍽 保存要点

带泥荸荠用纸包裹，放入冰箱冷藏。也可将荸荠去皮后放入保鲜袋，放入冰箱冷藏或冷冻。

🔪 厨房妙招

给荸荠去皮，先不要掰掉上面的芽，用食指和拇指捏着有芽的一头和底部，像削苹果皮一样削去旁边的一圈皮，再将芽和底部用小刀撬掉，这样削皮方便快捷且不伤手。

清热杀菌特效食谱

每100克荸荠营养素含量

水分 (克)	83.6
热量 (千卡)	59
蛋白质 (克)	1.2
脂肪 (克)	0.2
糖类 (克)	14.2
膳食纤维 (克)	1.1
胡萝卜素 (微克)	20
维生素B$_1$ (毫克)	0.02
维生素B$_2$ (毫克)	0.02
维生素B$_3$ (毫克)	0.7
维生素C (毫克)	7
维生素E (毫克)	0.65
钙 (毫克)	4
磷 (毫克)	44
钾 (毫克)	306
钠 (毫克)	15.7
镁 (毫克)	12
铁 (毫克)	0.6
锌 (毫克)	0.34
硒(微克)	0.7
铜 (毫克)	0.07
锰 (毫克)	0.11

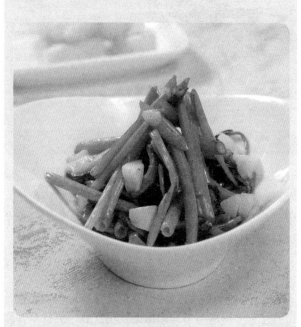

荸荠炒空心菜

原料 荸荠150克，空心菜100克，大蒜、香葱、
植物油、盐、味精各适量。

做法 荸荠去皮，洗净，切碎块；空心菜洗净，
切段。锅内倒油，烧热，放入大蒜和香葱
炒香，再放入空心菜，加盐后翻炒片刻，
放入荸荠稍炒，加味精炒匀即可。

实用小偏方

荸荠10个，白萝卜汁500毫升，大米30
克，白糖适量。荸荠去皮，与白萝卜汁一
起放入锅内，大火煮开，再放入大米煮
粥，粥熟时加白糖即可。空腹趁热食用，
可用于小儿麻疹的食疗。

咳嗽有痰时，可将荸荠200克，海蜇皮
100克，用适量清水煎煮后食用。

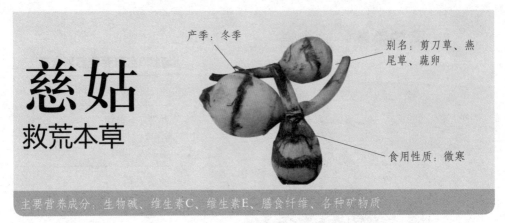

产季：冬季

别名：剪刀草、燕尾草、蔬卵

食用性质：微寒

主要营养成分：生物碱、维生素C、维生素E、膳食纤维、各种矿物质

慈姑
救荒本草

慈姑生长在水中，果实为黄白色或青白色的球茎，略带苦味。慈姑能保存较长的时间，又因营养较为丰富，有"救荒本草"之称，以广东的"白肉慈姑"品质最佳。相传浙江会稽曾有一妇人身患疮疖，张榜求医，一贫穷樵夫用几粒慈姑丸使疮疖全消，传说或许是杜撰，慈姑消除疮疖肿块的功效并不虚夸。

❋ 健康功效

慈姑含有多种生物碱，有防癌抗癌肿、解毒消痈作用，常用于防治各种肿瘤。

中医认为，慈姑能解百毒，用来治疗各种无名肿毒、毒蛇咬伤。治无名肿毒可将慈姑捣烂，加入生姜汁搅匀，敷患处，每日2次。治毒蛇咬伤可将捣烂的慈姑敷伤口，2小时更换1次，并用开水冲服慈姑汁。

慈姑含有多种微量元素，具有一定的强心作用，还可清肺散热、润肺止咳。

🍴 饮食宜忌

慈姑特别适合体质虚弱者、肺热咳嗽者、癌症患者食用。

慈姑性寒，脾胃虚弱、大便溏泻者不宜食用，孕妇也要谨慎食用。

慈姑对铅等重金属具有较强的吸收、积累能力，为保证食用安全，要认真去除表皮，还要把顶芽掐掉。

🛒 选购秘诀

颜色灰黄、个体较大、质地坚硬者为佳。

🍲 保存要点

用纸包裹，装入袋中，密封，放入冰箱冷藏。

🔪 厨房妙招

将慈姑与肉类、排骨一起炖，可以中和部分苦味，并能带上肉的鲜味。

吃对蔬菜排好毒　第2版

消肿祛疮特效食谱

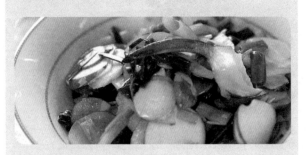

每100克慈菇营养素含量

水分 (克)	73.6
热量 (千卡)	94
蛋白质 (克)	4.6
脂肪 (克)	0.2
糖类 (克)	19.9
膳食纤维 (克)	1.4
维生素B$_1$ (毫克)	0.14
维生素B$_2$ (毫克)	0.07
维生素B$_3$ (毫克)	1.6
维生素C (毫克)	4
维生素E (毫克)	2.16
钙 (毫克)	14
磷 (毫克)	157
钾 (毫克)	707
钠 (毫克)	39.1
镁 (毫克)	24
铁 (毫克)	2.2
锌 (毫克)	0.99
硒 (微克)	0.92
铜 (毫克)	0.22
锰 (毫克)	0.39

慈姑炒大蒜

原料 慈姑片200克，大蒜100克，盐、味精、色拉油各适量。

做法 将慈姑片放入沸水中烫一下，沥去水分；大蒜洗净，切成段。锅置火上，放入油烧热，放入慈姑片煸炒，放入大蒜，加盐、味精调味，稍煸炒后即可装盘。

慈姑木耳

原料 慈姑200克，黑木耳30克，植物油、生姜、盐各适量。

做法 慈姑去皮，洗净，切片；黑木耳用清水泡发，洗净，撕成小块，用开水中煮5分钟，捞起，沥干水分。锅内倒油，烧热，放入生姜炒香，再放入慈姑和黑木耳，加盐和适量清水，小火煲约30分钟，至慈姑、黑木耳软透即可。

实用小偏方

慈姑捣烂取汁，用蛤粉调和，涂患处，用于单纯性皮肤瘙痒、痱子、皮疹。

牡蛎肉100克，慈姑200克，盐适量。牡蛎肉煸炒至半熟，加慈姑后同煸，加盐和适量清水，大火烧沸，小火焖透，烧至汤汁浓稠，可用于湿疹的食疗。

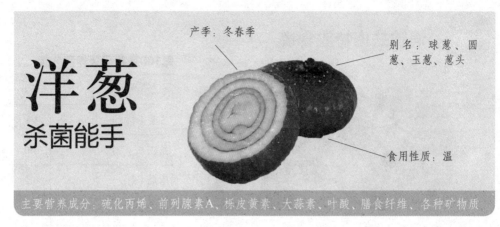

洋葱
杀菌能手

产季：冬春季

别名：球葱、圆葱、玉葱、葱头

食用性质：温

主要营养成分：硫化丙烯、前列腺素A、栎皮黄素、大蒜素、叶酸、膳食纤维、各种矿物质

洋葱原产于亚洲西部，有5000多年的栽培历史，20世纪初传入我国。洋葱在西方被称作"菜中皇后"，"洋葱"从希腊文的"甲胄"衍生而来，在欧洲是胜利的象征，军队的伙食里少不了它，在美国南北战争时期，洋葱还拯救了受痢疾危困的军队。

✳ 健康功效

洋葱的鳞茎和叶子中含有硫化丙烯，具有辛辣味，能抗寒、提神，抵御流感病毒，有较强的杀菌作用，还能刺激消化腺分泌，增进食欲、促进消化。

洋葱中的前列腺素A有扩张血管、降低血液黏度的作用，又能促进钠盐的排泄，可降血压，预防血栓形成。

洋葱中含有一种抗癌物质——栎皮黄素，这是目前所知最有效的天然抗癌物质之一，它能控制癌细胞的生长。

洋葱中含有大蒜素等植物杀菌素，有很强的杀菌能力，嚼生洋葱可以预防感冒。

🍴 饮食宜忌

洋葱特别适合免疫力低下者、食欲不振者、感冒患者、心脑血管疾病患者和癌症患者食用。

皮肤瘙痒、眼部疾病、肺胃发炎者不宜食用洋葱，会加重症状。洋葱也不可一次食用过多，会引起眼睛模糊和胃肠胀气、排气。

切洋葱时，洋葱的挥发性芳香物会刺激眼睛，眼部疾病患者不宜切洋葱。

🛒 选购秘诀

葱头肥大、完整光滑、不长芽、无凹陷、不开裂者为佳。

白皮洋葱肉质柔嫩，水分和甜度皆高，长时间烹煮后有黄金般的色泽及丰富的甜味，比较适合鲜食、烘烤或炖煮；紫皮洋葱肉质微红，辛辣味强，适合烧炒或生菜沙拉，不易保存；黄皮洋葱肉质微黄，柔嫩细致，味甜，辣味居中，适合生吃或者蘸酱，较易保存。

🍚 保存要点

放在阴凉干燥处即可，也可将洋葱放入洗干净的旧丝袜，封口处打结，放在阴凉通风处，可以隔离油烟和灰尘，能保存较长时间。

🍳 厨房妙招

防流泪：将洋葱放进冰箱冷藏室8分钟左右，再切就不会流眼泪。也可将其浸入冰水中3~5分钟，再切，还能增加脆度。

去辛味：洋葱切后用清水冲洗，可以去除部分辛味。

降呛味：将洋葱对半切开后，在通风处放置约10分钟，烹饪时就不会有很大的呛味。

除手上洋葱味：手上涂抹适量盐或醋搓洗。

杀菌防癌特效食谱

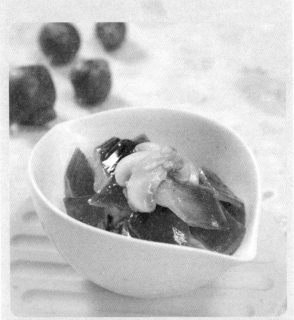

每100克洋葱营养素含量

水分 (克)	89.2
热量 (千卡)	39
蛋白质 (克)	1.1
脂肪 (克)	0.2
糖类 (克)	9
膳食纤维 (克)	0.9
胡萝卜素 (微克)	20
维生素B_1 (毫克)	0.03
维生素B_2 (毫克)	0.03
维生素B_5 (毫克)	0.3
维生素C (毫克)	8
维生素E (毫克)	0.14
叶酸 (微克)	15.6
钙 (毫克)	24
磷 (毫克)	39
钾 (毫克)	147
钠 (毫克)	4.4
镁 (毫克)	15
铁 (毫克)	0.6
锌 (毫克)	0.23
硒 (微克)	0.92
铜 (毫克)	0.05
锰 (毫克)	0.14

洋葱炒蘑菇

原料 蘑菇150克，洋葱100克，香菜、盐、植物油各适量。

做法 蘑菇洗净，切片，用沸水略焯一下，捞出沥干水分，切成块，用盐拌匀；洋葱去皮，洗净后切成薄片；香菜用开水略焯，切碎末。锅内倒油，烧热，放入蘑菇片煎至外皮微脆时，加入洋葱片炒熟，撒上香菜末即可。

实用小偏方

洋葱2个，红葡萄酒500毫升。将洋葱洗净，切成八等份约半月形，装入玻璃瓶内，加入红葡萄酒，密封，在阴凉处放置2~8天，取出洋葱片，与红葡萄酒分开装入瓶中，放入冰箱中冷藏。每日饮用20~50毫升，用于高血压、尿频、失眠的食疗。

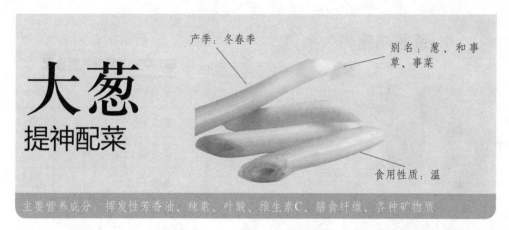

产季：冬春季

别名：葱、和事草、事菜

大葱
提神配菜

食用性质：温

主要营养成分：挥发性芳香油、辣素、叶酸、维生素C、膳食纤维、各种矿物质

大葱既可作为佐料，也可作为蔬菜，在北方较为多见。大葱有四个品种：普通大葱、分葱、楼葱和胡葱。普通大葱又有长葱白和短葱白之分，长葱白味辣、肥厚，短葱白短粗而肥厚。分葱葱白为纯白色，辣味淡；楼葱洁白而味甜，葱叶短小；胡葱多在南方栽培，质柔味淡，以吃葱叶为主。

健康功效

大葱含有挥发性芳香油和辣素，有抗菌消炎、抵抗病毒的作用，并能刺激消化腺和汗腺的分泌，增进食欲、促进消化、发汗散寒。其葱白部分更是治疗风寒感冒的好食材，可与白萝卜、胡椒粉、牛肉一起煮汤面食用，效果尤佳。

大葱含有较多的微量元素硒，可降低胃液内的亚硝酸盐含量，对预防胃癌等多种癌症有一定作用。

饮食宜忌

大葱特别适合上班族、食欲不振者、感冒患者和癌症患者食用。

大葱辛辣成分对胃肠道有刺激，胃肠道炎症患者，特别是溃疡患者不宜食用。大葱有发汗作用，狐臭患者、爱出汗者不宜过多食用。

选购秘诀

叶子青绿的、葱白粗细匀称、硬实者为佳。

保存要点

去掉大葱表面泥土，放在通风处晾晒，去除表面水分，用手摸不潮湿后打捆，放在干燥处保存即可。

厨房妙招

大葱的葱白和葱叶之间的中段部分切葱丝和葱花都不好，但用来熬料油却很出味，搭配生姜，与油的比例为1:3，这样熬出的料油味足一些，油温五六成热时下料，小火15分钟，至葱和生姜微黄即可。

感冒特效食谱

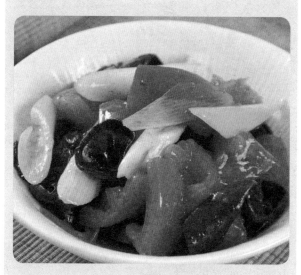

大葱番茄炒木耳

原料 番茄300克，黑木耳200克，大葱、盐、酱油、胡椒粉、味精、色拉油各适量。

做法 番茄切块，黑木耳用水泡好，大葱切片。将黑木耳放入沸水中焯水，捞出沥干。锅加油烧热，下入大葱爆香，放番茄、黑木耳炒匀至番茄变色，加盐、酱油、胡椒粉炒熟，最后放味精即可。

实用小偏方

大葱洗净，取葱白，捣烂取汁。先用棉签蘸淡盐水清洁鼻孔，然后将浸了葱汁的小棉花团塞入鼻孔内，保持数分钟，一开始感到刺鼻，渐渐会失去刺激性，当效力消失后再换新棉团。每日3次，可用于鼻炎。

大葱葱白250克，捣烂后放入锅内炒热，用纱布包裹，烫关节处，反复熨烫，可用于风湿性关节炎。

每100克大葱营养素含量

水分 (克)	91
热量 (千卡)	30
蛋白质 (克)	1.7
脂肪 (克)	0.3
糖类 (克)	6.5
膳食纤维 (克)	1.3
胡萝卜素 (微克)	60
维生素B$_1$ (毫克)	0.03
维生素B$_2$ (毫克)	0.05
维生素B$_5$ (毫克)	0.5
维生素C (毫克)	17
维生素E (毫克)	0.3
叶酸 (微克)	11.5
钙 (毫克)	29
磷 (毫克)	38
钾 (毫克)	144
钠 (毫克)	4.8
镁 (毫克)	19
铁 (毫克)	0.7
锌 (毫克)	0.4
硒 (微克)	0.67
铜 (毫克)	0.08
锰 (毫克)	0.28

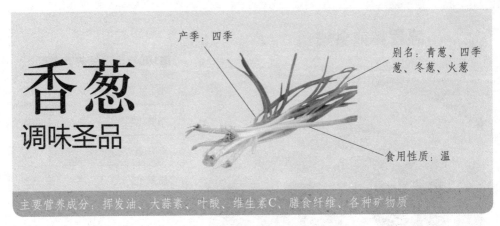

香葱
调味圣品

产季：四季

别名：青葱、四季葱、冬葱、火葱

食用性质：温

主要营养成分：挥发油、大蒜素、叶酸、维生素C、膳食纤维、各种矿物质

香葱原产于西伯利亚，与北方的大葱相对应，香葱在我国的南方栽培较多，是炒菜必不可少的佐料，民间有"菜肴葱、姜、蒜，香味占大半"之说。

✳ 健康功效

香葱的挥发油可刺激身体汗腺和消化腺，达到发汗散热、增进食欲的作用，还能刺激上呼吸道，使黏痰易于咯出。

香葱中所含大蒜素，具有明显的抑制细菌、抗病毒作用，尤其对痢疾杆菌和皮肤真菌抑制作用更强。

香葱所含的胶质，可明显地减少结肠癌的发生，蒜辣素成分也可以抑制癌细胞的生长。

🍴 饮食宜忌

香葱特别适合食欲不振者、倦怠疲劳者、咳嗽有痰者、感冒患者和癌症患者食用。

香葱对消化道和汗腺刺激性较强，溃疡患者不宜食用，有狐臭、爱出汗者不宜过多食用。

香葱可生吃，也可凉拌当小菜食用，作为佐料，起到增香作用，并能去除其他食材的腥臊膻味。

香葱与豆制品搭配食用前，应将香葱用开水略焯，去除草酸，有利于钙吸收。

🛒 选购秘诀

色泽青翠、菜体均匀、无虫无烂、葱白较长者为佳。

🔺 保存要点

用一张大白菜叶包裹未清洗的香葱，放在阴凉干燥处即可。

🍳 厨房妙招

根据主料的不同，可将香葱切成葱段和葱末配合使用，均不宜煎、炸过久。

香葱不宜在水中浸泡或煮得过久，会使其有效成分损失。

健脾开胃特效食谱

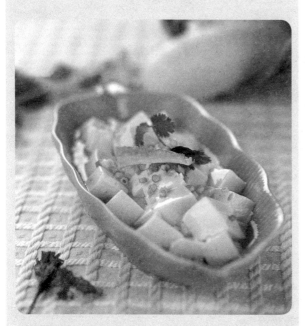

香葱拌豆腐

原料 豆腐300克，葱花50克，盐、味精、葱油、香油各适量。

做法 豆腐切块。锅中放入水、盐烧沸，下入豆腐焯水，捞出。豆腐加盐、味精、葱油、香油拌匀，撒上葱花即可。

实用小偏方

痘疤：香葱3根，取葱白，鸡蛋清1个，薏米粉或面粉适量。将葱白切碎，加入鸡蛋清，充分搅拌，加入薏米粉或面粉充分拌匀，敷在疤痕处，20~30分钟后即可洗去，每日1次。

风寒感冒：香葱4根，白萝卜50克，牛肉100克，挂面200克，胡椒粉、盐、香油各适量。香葱洗净，取葱白；白萝卜洗净，切片；牛肉用沸水略焯，切片。锅内放入适量清水，大火烧开，先放入挂面略煮，再放入葱白、白萝卜、牛肉和盐，转小火煮至熟，加胡椒粉和香油拌匀即可。

每100克香葱营养素含量

水分 (克)	92.7
热量 (千卡)	24
蛋白质 (克)	1.6
脂肪 (克)	0.4
糖类 (克)	4.9
膳食纤维 (克)	1.4
胡萝卜素 (微克)	840
维生素B$_1$ (毫克)	0.05
维生素B$_2$ (毫克)	0.06
维生素B$_5$ (毫克)	0.4
维生素C (毫克)	21
维生素E (毫克)	0.49
叶酸 (微克)	21.5
钙 (毫克)	72
磷 (毫克)	26
钾 (毫克)	143
钠 (毫克)	10.4
镁 (毫克)	18
铁 (毫克)	1.3
锌 (毫克)	0.35
硒 (微克)	1.06
铜 (毫克)	0.06
锰 (毫克)	0.16

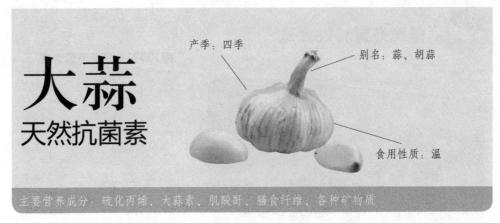

大蒜
天然抗菌素

产季：四季

别名：蒜、胡蒜

食用性质：温

主要营养成分：硫化丙烯、大蒜素、肌酸酐、膳食纤维、各种矿物质

大蒜原产于欧洲南部和中亚地区，由汉代张骞从西域引入中国陕西关中地区，其鳞茎称为蒜头，蒜叶称为青蒜或蒜苗，花薹称为蒜薹，均可作蔬菜食用。

✱ 健康功效

大蒜中含有一种叫"硫化丙烯"的辣素，可杀死病原菌和寄生虫，在目前的天然植物中抗菌效果最好，有预防感冒的作用，减轻发烧、咳嗽、喉痛及鼻塞等感冒症状。这种辣素还有降低胆固醇、调节血压的作用，可抑制血栓的形成和预防动脉硬化。

大蒜中的大蒜素也有很强的抗菌抗病毒作用，预防胃肠疾病，与富含维生素B_1的粗粮谷物和瘦肉搭配食用，还有消除疲劳、增强体力的功效。

大蒜含有较多的微量元素硒，有清除毒素、抑制肿瘤细胞生长的作用，减轻肝脏的解毒负担，保护肝脏，防治癌症。硒还能促进胰岛素的分泌，迅速降低体内血糖水平，从而有效防治糖尿病。

大蒜所含的肌酸酐是参与肌肉活动不可缺少的成分，且有助男性精液的生成，可使精子数量大增。

🍴 饮食宜忌

大蒜特别适合男性、老年人、感冒患者、心脑血管疾病患者、肝病患者、癌症患者和糖尿病患者食用。

大蒜中的刺激性成分对胃溃疡患者和眼部疾病患者不利，不宜食用。

大蒜不宜空腹吃，对胃肠黏膜有刺激，也不宜一次食用过多，对眼睛不利。

酸性环境有助提高大蒜的杀菌作用，大蒜适宜与醋搭配食用。大蒜与肉类搭配，不仅味道鲜香，营养价值更高。

🛒 选购秘诀

蒜头大、包衣紧、蒜瓣大且均匀、摸起来没有潮湿感者为佳。

⛅ 保存要点

将大蒜放入网袋，悬挂在通风处即可。

🔪 厨房妙招

大蒜快速去皮：把大蒜掰成瓣，浸泡在温水中3~5分钟，捞出后用手一揉，即可去除蒜皮。或将大蒜放到菜板上，用刀用力拍一下，蒜瓣破裂，蒜皮就很容易剥去。

防流感特效食谱

每100克大蒜营养素含量

水分 (克)	66.6
热量 (千卡)	126
蛋白质 (克)	4.5
脂肪 (克)	0.2
糖类 (克)	27.6
膳食纤维 (克)	1.1
胡萝卜素 (微克)	30
维生素B$_1$ (毫克)	0.04
维生素B$_2$ (毫克)	0.06
维生素B$_5$ (毫克)	0.6
维生素C (毫克)	7
维生素E (毫克)	1.07
钙 (毫克)	39
磷 (毫克)	117
钾 (毫克)	302
钠 (毫克)	19.4
镁 (毫克)	21
铁 (毫克)	1.2
锌 (毫克)	0.88
硒 (微克)	3.09
铜 (毫克)	0.22
锰 (毫克)	0.29

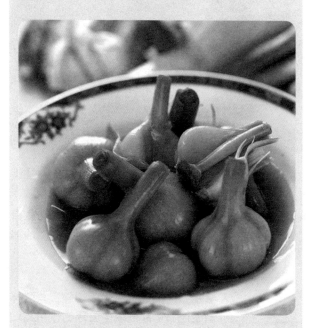

糖醋红蒜

原料　咸蒜1000克，白糖、香醋各适量。

做法　将咸蒜在清水中浸泡半天，捞出沥干水
分，放进坛中。将白糖、香醋拌匀，倒入
蒜中，每天翻动一次，连续3天，封坛2个
月后即可食用。

实用小偏方

　　大蒜适量，捣烂，稍加温热，趁热敷
在痛处，可缓解牙龈炎、牙周炎引起的
牙痛。

　　茄子蒸烂后拌入捣烂的大蒜泥，再加
适量盐和香油，拌匀，可用于痢疾的食疗。

　　大蒜捣烂，开水冲服，可用于外阴炎
的食疗。

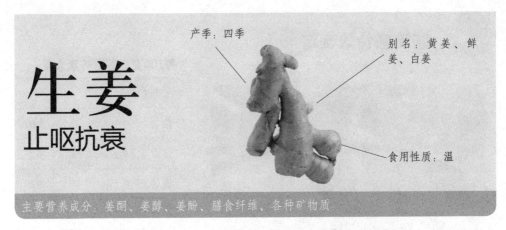

产季：四季

别名：黄姜、鲜姜、白姜

食用性质：温

生姜
止呕抗衰

主要营养成分：姜酮、姜醇、姜酚、膳食纤维、各种矿物质

生姜原产于印度、马来西亚，后传入我国。嫩姜多在8月挖掘，水分多，纤维少，辛辣味淡薄，除做佐料，还可烧炒、做姜糖等；老姜多在11月挖掘，水分少，辛辣味浓，主要作为佐料。"冬吃萝卜夏吃姜，不用医生开药方"，生姜的保健功效自古就备受推崇，古人还总结出了"一年之内，秋不食姜；一日之内，夜不食姜"的养生经验。

✱ 健康功效

生姜的辣味成分主要有姜酮、姜醇、姜酚三种，具有一定的挥发性，能加速血液循环，刺激胃液分泌，帮助消化，还具有杀菌、发汗、止呕的功效。

生姜的这些辣味成分进入人体后，能对抗人体自由基，比维生素E还要强得多，有抗衰老、养颜护肤的功效，去除老年斑的效果尤为显著。

🍴 饮食宜忌

生姜特别适合老年人、女性、食欲不振者、感冒患者和晕动症患者食用。

生姜辛温，体质偏热、上火者不宜食用，气候干燥的秋季和需要安眠的夜晚也不可食用。

烂姜、冻姜不宜食用，生姜变质后会产生致癌物。一次不可食用过多，否则大量姜辣素在经肾脏排泄过程中会刺激肾脏，产生口干、咽痛、便秘等症状。

食用水产品时，将生姜切碎，与醋拌匀，蘸着吃，可起到杀菌去寒的作用。

🛒 选购秘诀

完整饱满、节疏肉厚、无须根、无损伤、无烂、无黑心者为佳。

🍱 保存要点

用锡箔纸包裹，也可埋入细沙，放在阴凉干燥处，可长时间保存。

✂ 厨房妙招

生姜带皮烹饪，更能发挥其健康功效。

炸鱼时，先用生姜擦锅底和锅壁，再放入油炸鱼，就可以不粘锅。等鱼的蛋白质稍凝固，再加入适量生姜，就可去除鱼腥味。

在米缸放些生姜，可以防止生虫。

冷冻肉用姜汁浸渍，可恢复原有的新鲜度。

抗衰老特效食谱

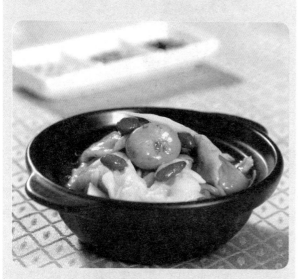

杂菇生姜汤

原料 白灵菇、口蘑、滑子菇各100克，枸杞子5克，料酒、姜片、高汤、盐、鸡精、色拉油各适量。

做法 白灵菇、口蘑、滑子菇洗净，放入沸水中加料酒焯水，捞出沥干。锅中加油烧热，爆香姜片，加高汤、白灵菇、口蘑、滑子菇、枸杞子大火烧开，转小火煲15分钟，加盐、鸡精调味即可。

实用小偏方

口腔溃疡：用热姜水漱口，每日2~3次，一般6~9次溃疡面即可收敛。

偏头痛：发作时，可用热姜水浸泡双手，浸泡15分钟左右，痛感就会减轻，甚至消失。

牙周炎：先用热姜水清洗牙齿，再饮用热姜水，每日1~2次，一般6次左右即可消除炎症。

消化不良、食欲不振：生姜和红枣各适量，用适量清水煮汤，当茶喝。

每100克姜营养素含量

水分 (克)	87
热量 (千卡)	41
蛋白质 (克)	1.3
脂肪 (克)	0.6
糖类 (克)	10.3
膳食纤维 (克)	2.7
胡萝卜素 (微克)	170
维生素B$_1$ (毫克)	0.02
维生素B$_2$ (毫克)	0.03
维生素B$_5$ (毫克)	0.8
维生素C (毫克)	4
叶酸 (微克)	3.5
钙 (毫克)	27
磷 (毫克)	25
钾 (毫克)	295
钠 (毫克)	14.9
镁 (毫克)	44
铁 (毫克)	1.4
锌 (毫克)	0.34
硒 (微克)	0.56
铜 (毫克)	0.14
锰 (毫克)	3.2

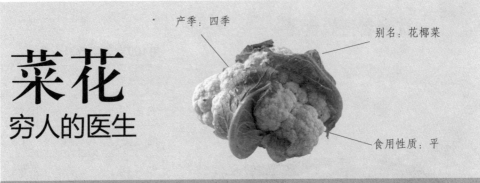

产季：四季

别名：花椰菜

菜花
穷人的医生

食用性质：平

主要营养成分：类黄酮、吲哚衍生物、萝卜子素、二硫酚硫酮、维生素C、膳食纤维、各种矿物质

菜花原产于地中海沿岸，古代西方人发现，长期吃菜花有润肺止咳的功效，因此他们把菜花叫做"天赐的良药"和"穷人的医生"。18世纪轰动西欧的布哈尔大糖浆，就是榨取菜花茎叶的汁液，煮沸后加入蜂蜜，用来治疗咳嗽和肺结核。

✳ 健康功效

菜花含有较多的类黄酮，除了可以防止感染，还是最好的血管清理剂，能够阻止胆固醇氧化，防止血小板凝结成块，降低心脏病和中风的发病率。

菜花含有丰富的维生素C，可增强肝脏解毒能力，并能提高身体的免疫力，预防感冒和坏血病的发生，尤其在预防胃癌、乳腺癌方面效果尤佳。

菜花中还有多种吲哚衍生物，能降低人体内雌激素水平，预防乳腺癌的发生。

菜花中有种叫萝卜子素的物质，可以抑制幽门螺杆菌在人体胃中兴风作浪，从而阻止胃癌的发生。

菜花中的二硫酚硫酮，促进身体排毒，阻止皮肤色素斑的形成，有很好的护肤效果。

🍴 饮食宜忌

菜花特别适合儿童、上班族、生活环境污染严重者、心脑血管疾病患者、食欲不振者和癌症患者食用。

菜花常有残留的农药，还容易生菜虫，食用前，可将菜花放在盐水中浸泡几分钟，让菜虫自己跑出，还有助于去除残留农药。食用时多嚼几次，更有利于营养的吸收。

🛒 选购秘诀

颜色呈白色或奶白色、坚实、紧密、外层叶子呈绿色且紧裹菜花者为佳。

🍽 保存要点

菜花新陈代谢较快，营养流失也较快，不宜长时间保存。菜花碰损或遇水后容易腐坏，购买时不要将包叶全部去掉，不然花茎一碰就容易变黑，易发霉。如果一次吃不完，剩余的菜花不要清洗，直接用保鲜膜包裹后放入冰箱冷藏。

🍳 厨房妙招

凉拌菜花不宜加酱油，如果偏好酱油的口味，可以加适量生抽。

菜花用开水焯过后，放入凉开水内过凉，捞出沥干水分再用，口感更清脆。

烹饪时间不宜过长，特别是加盐之后，否则防癌抗癌的营养成分损失。

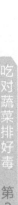

吃对蔬菜排好毒 第2版

排毒养颜特效食谱

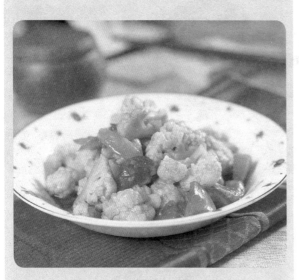

番茄炒菜花

原料 菜花200克，番茄50克，白糖、醋、料酒、盐、味精、花椒、水淀粉、香油、香葱、生姜、植物油各适量。

做法 菜花洗净，切小块，用沸水焯一下捞出，沥干水分；番茄洗净，切小块。锅内倒入植物油，烧热，放入香葱、生姜炒香，加料酒、白糖、盐、醋、番茄、菜花略炒，加花椒和适量清水，大火烧开，加味精和水淀粉，炒匀，淋上香油即可。

实用小偏方

　　醉酒后，可取菜花适量，切成小片，用沸水焯一下，加香油、盐拌匀后食用，或将菜花切片或切碎块，加适量清水煮汤，当茶喝。

　　菜花100克，用适量清水煮汤，加蜂蜜拌匀，可用于咳嗽的食疗。

每100克菜花营养素含量

水分 (克)	92.4
热量 (千卡)	24
蛋白质 (克)	2.1
脂肪 (克)	0.2
糖类 (克)	4.6
膳食纤维 (克)	1.2
胡萝卜素 (微克)	30
维生素B$_1$ (毫克)	0.03
维生素B$_2$ (毫克)	0.08
维生素B$_5$ (毫克)	0.6
维生素C (毫克)	61
叶酸 (微克)	13.5
钙 (毫克)	23
磷 (毫克)	47
钾 (毫克)	200
钠 (毫克)	31.6
镁 (毫克)	18
铁 (毫克)	1.1
锌 (毫克)	0.38
硒(微克)	0.73
铜 (毫克)	0.05
锰 (毫克)	0.17

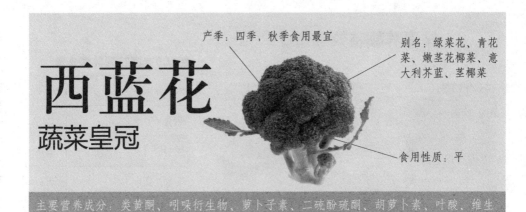

产季：四季，秋季食用最宜

别名：绿菜花、青花菜、嫩茎花椰菜、意大利芥蓝、茎椰菜

西蓝花
蔬菜皇冠

食用性质：平

主要营养成分：类黄酮、吲哚衍生物、萝卜子素、二硫酚硫酮、胡萝卜素、叶酸、维生素C、膳食纤维、各种矿物质

西蓝花起源于地中海沿岸意大利一带，19世纪末传入中国。西蓝花的营养成分位居同类蔬菜之首，被誉为"蔬菜皇冠"，美国营养学家号召人们在秋季多食用西蓝花，这时的西蓝花花茎中营养成分含量最高。

❋ 健康功效

西蓝花比菜花营养价值更高，类黄酮、蛋白质、胡萝卜素、叶酸和各种矿物质的含量都远远高于菜花，抗癌作用也更显著，尤其对前列腺癌、乳腺癌、直肠癌和胃癌有较强的辅助治疗效果。

西蓝花富含维生素K，可促进凝血，对淤青长时间不消退者尤为有利。

饮食宜忌

西蓝花特别适合儿童、老年人、女性、心脑血管疾病患者和癌症患者食用。

西蓝花质地柔嫩，纤维少，水分多，风味比菜花更鲜美，更适宜凉拌或做色拉。

选购秘诀

手感重、花球完整青绿柔软者为佳。

保存要点

用保鲜膜包裹后放入冰箱冷藏。西蓝花对乙烯敏感，会迅速老化，如果冰箱里同时放有苹果、番茄等蔬果，应避免放在一起。

厨房妙招

烹饪前，应先将西蓝花摘成小朵，再用清水清洗，才能将残留农药和寄生虫清除干净。

西蓝花煮后颜色会变得更鲜艳，但烹饪时间不宜太长，否则会失去脆感，营养也会大打折扣，用开水焯后应放入凉开水内过凉，捞出沥干水分后再用。

抗癌防癌特效食谱

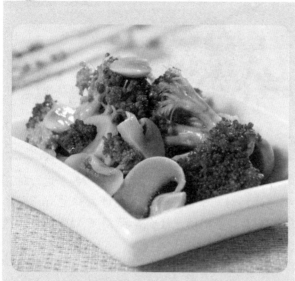

每100克西蓝花营养素含量

水分 (克)	90.3
热量 (千卡)	33
蛋白质 (克)	4.1
脂肪 (克)	0.6
糖类 (克)	4.3
膳食纤维 (克)	1.6
胡萝卜素 (微克)	7210
维生素B_1 (毫克)	0.09
维生素B_2 (毫克)	0.13
维生素B_5 (毫克)	0.9
维生素C (毫克)	51
维生素E (毫克)	0.91
叶酸 (微克)	29.8
钙 (毫克)	67
磷 (毫克)	72
钾 (毫克)	17
钠 (毫克)	18.8
镁 (毫克)	17
铁 (毫克)	1
锌 (毫克)	0.78
硒 (微克)	0.7
铜 (毫克)	0.03
锰 (毫克)	0.24

口蘑西蓝花

原料 口蘑200克，西蓝花400克，植物油、葱、姜、盐、鸡精各适量。

做法 口蘑去蒂，洗净切片；西蓝花切成小朵备用。锅内加水烧开，分别下入口蘑、西蓝花焯水。锅内加底油烧热，下入葱、姜爆香，加入口蘑、西蓝花、盐、鸡精炒熟即可。

实用小偏方

预防皮肤粗糙、肥胖：西蓝花100克，胡萝卜50克，红辣椒30克。红辣椒去蒂和子，所有材料洗净、切小块，放入榨汁机榨取汁液，拌匀后立即饮用。

预防前列腺癌：西蓝花100克，番茄50克，香油、盐各适量。西蓝花、番茄分别洗净，切小块。锅内放入适量清水，大火烧开后放入西蓝花和番茄，加盐稍煮片刻，捞起淋上香油，拌匀即可。

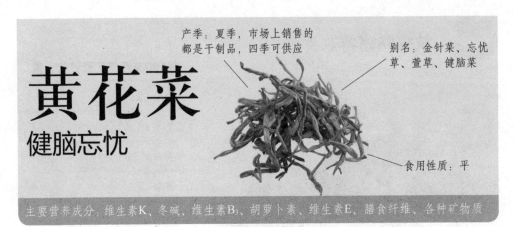

产季：夏季，市场上销售的都是干制品，四季可供应

别名：金针菜、忘忧草、萱草、健脑菜

黄花菜
健脑忘忧

食用性质：平

主要营养成分：维生素K、冬碱、维生素B₁、胡萝卜素、维生素E、膳食纤维、各种矿物质

黄花菜原产于欧亚，在我国，最早见于《诗经》，据记载，古时候游子远行时，母亲就会在北堂栽种萱草，希望借此减轻对儿子的思念，从此世人称之为"忘忧草"。唐代的著名诗人白居易也曾写过"杜康能散闷，萱草解忘忧"，这里的萱草就是黄花菜的学名。

据说宋明之后的海员出海，必带黄花菜和黑木耳，用以代替蔬菜，借以调剂胃口。"黄花菜都凉了"，最早是说黄花菜在新鲜刚摘下来后要蒸熟，并经过中午大太阳暴晒，时间要掌握得恰到好处，不然容易变质发霉，现在已经成了一句俗语，表示时间已经太晚了。

✳ 健康功效

黄花菜含大量的磷和较多的维生素E，有健脑、抗衰老的功效，对注意力不集中、记忆力减退、脑动脉阻塞等症状有特殊疗效，故人们称之为"健脑菜"。

黄花菜中维生素B₃的含量较丰富，有显著降低血清胆固醇的作用，有利于高血压患者的康复，能预防中老年疾病和延缓机身衰老。

黄花菜含有较多维生素K和冬碱，有止血消炎、利尿安神、健胃和预防胃肠道癌症的功效。

黄花菜丰富的铁含量有助改善缺铁性贫血。

🍴 饮食宜忌

黄花菜特别适合老年人、脑力劳动者、孕妇和过度疲劳者食用。

黄花菜中的秋水仙碱会引起皮肤过敏，干制后也会有少量残余，皮肤瘙痒症患者不宜食用。

新鲜的黄花菜含有的秋水仙碱，进入人体后会转化为有毒物质，应将其用沸水焯过，再用清水浸泡2小时以上，捞出后再清洗干净才可食用。干黄花菜也要在食用前用温水浸泡多次。

🛒 选购秘诀

色泽黄亮、肥嫩坚韧、清洁无霉、水分少者为佳。

🍲 保存要点

保持干燥，避光、通风处保存即可。

🔪 厨房妙招

黄花菜的花蕊会使菜汤呈现暗褐色，如果不喜欢这种颜色，可在烹饪前将花蕊除去。

益智健脑特效食谱

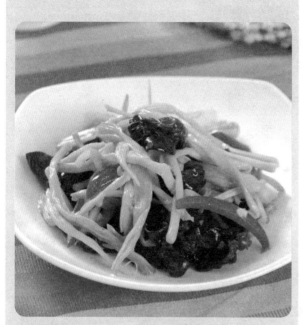

蒜香木耳黄花菜

原料 黄花菜200克，黑木耳150克，红椒50克，蒜末、盐、鸡精、高汤、色拉油各适量。

做法 黑木耳泡开撕成小朵，黄花菜泡开，分别入开水中焯一下，红椒切丝。锅放油烧热，下蒜末爆香，放黑木耳和黄花菜炒匀，加红椒丝、盐、鸡精、高汤炒熟即可。

实用小偏方

黄花菜、红糖各30克，用适量清水煮汤喝，可用于感冒的食疗。

黄花菜60克，用适量清水煎煮后食用，可辅助食疗鼻出血。

鲜黄花菜30克，捣烂，敷患处，可用于乳腺炎的辅助食疗。

黄花菜根蒸肉饼或煮猪腰食用，可用于腰痛、耳鸣或奶少的辅助食疗。

每100克黄花菜营养素含量

水分 (克)	40.3
热量 (千卡)	199
蛋白质 (克)	19.4
脂肪 (克)	1.4
糖类 (克)	34.9
膳食纤维 (克)	7.7
胡萝卜素 (微克)	1840
维生素B$_1$ (毫克)	0.05
维生素B$_2$ (毫克)	0.21
维生素B$_3$ (毫克)	3.1
维生素C (毫克)	10
维生素E (毫克)	4.92
钙 (毫克)	301
磷 (毫克)	216
钾 (毫克)	610
钠 (毫克)	59.2
镁 (毫克)	85
铁 (毫克)	8.14
锌 (毫克)	85
硒 (微克)	4.22
铜 (毫克)	0.37
锰 (毫克)	1.21

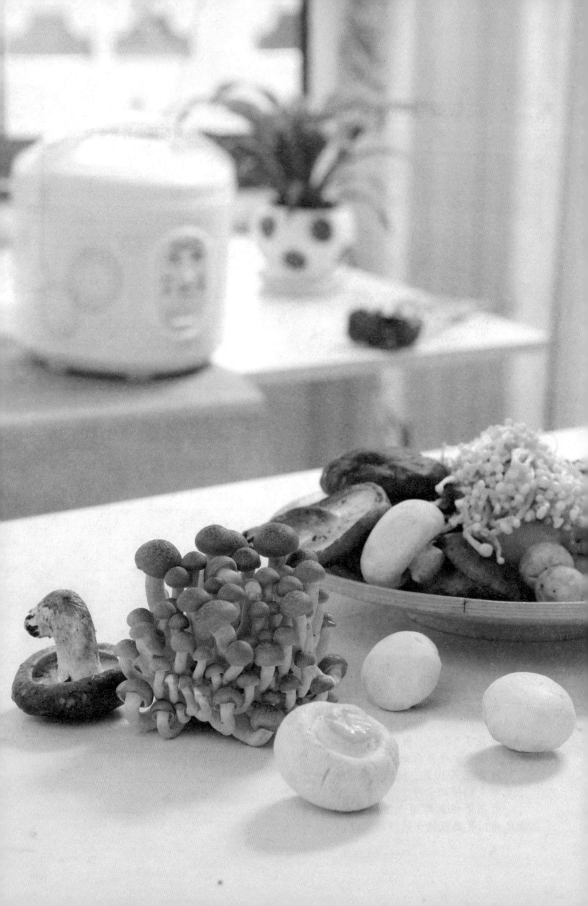

第五章
其他类别蔬菜

这些蔬菜有的来自海洋，有的生长在木头上，都有其独特的保健功效。

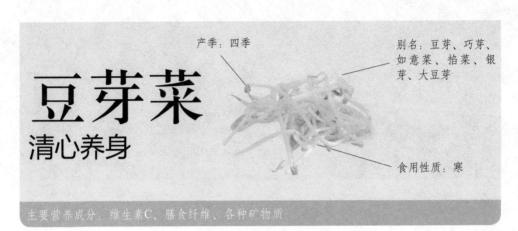

产季：四季

别名：豆芽、巧芽、如意菜、掐菜、银芽、大豆芽

豆芽菜
清心养身

食用性质：寒

主要营养成分：维生素C、膳食纤维、各种矿物质

豆芽菜是黄豆芽、绿豆芽、黑豆芽的总称，是将大豆（黄豆、绿豆、黑豆）浸泡发芽后所得，与笋、菌并列为素食鲜味三霸。明朝李时珍在《本草纲目》中曾说"惟此豆芽白美独异，食后清心养身"，古人赞誉它是"金芽寸长"、"冰肌玉质"、"白龙之须"，因其外形像一把如意，所以人们又称之为"如意菜"。

✳ 健康功效

大豆在发芽过程中，维生素C的含量大大增加，加上较为丰富的膳食纤维和核黄素，能有效预防心脑血管疾病、消化道癌变，治疗口腔溃疡效果显著。

大豆发芽时，更多的矿物质和氨基酸成分被释放出来，提高了人体对其营养成分的利用率，天冬氨酸的大量增加能减少体内乳酸堆积、消除疲劳。

大豆发芽后，原有的胀气因子被破坏，食用后不会产生腹胀的现象。

黄豆芽健脾养肝，春季食用最宜；绿豆芽容易消化，有清热解毒、利尿除湿的作用；黑豆芽养肾，矿物质和维生素含量比绿豆芽还高。

🍴 饮食宜忌

豆芽菜特别适合女性、儿童、过于疲劳者、口腔溃疡患者、心脑血管疾病患者食用。

豆芽菜性寒，脾胃虚寒、腹泻者不宜过多食用，与生姜搭配食用，可去寒。

烹饪时油盐不宜过多，尽量保持其清淡爽口的特点。

🛒 选购秘诀

饱满、脆而易折断、洁白无杂色、无异味者为佳。

🍱 保存要点

用保鲜膜包裹后放冰箱冷藏，最多保存2天。

🔪 厨房妙招

烹饪时加适量醋，可最大程度保留住其中的水分和维生素C。

清热解毒特效食谱

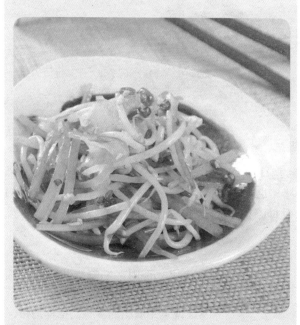

凉拌豆芽菜

原料 芹菜100克，绿豆芽150克，银耳100克，盐、白糖、米醋、小米椒、鸡精、花椒油、香油、蒜各适量。

做法 芹菜切斜段；银耳提前泡好，撕成小朵；小米椒切末；蒜去皮剁碎。锅中加水烧开，放盐，分别把芹菜、银耳、绿豆芽焯水，捞出冲凉，装盘。盐、白糖、米醋、小米椒碎、鸡精、花椒油、香油、蒜末拌匀成味汁。将味汁淋在芹菜、绿豆芽、银耳上拌匀，装盘即可。

实用小偏方

豆芽菜50克，黄花菜20克，植物油、盐、味精各适量。黄花菜用温水泡软。锅内倒油，烧热，放入黄花菜稍翻炒，再放入豆芽菜，炒熟，加盐、味精炒匀即可，连续食用7日，可用于乳房肿块的辅助食疗。

每100克黄豆芽、绿豆芽营养素含量

	黄豆芽	绿豆芽
水分 (克)	88.8	94.6
热量 (千卡)	44	18
蛋白质 (克)	4.5	2.1
脂肪 (克)	1.6	0.1
糖类 (克)	4.5	2.9
膳食纤维 (克)	1.5	0.8
胡萝卜素 (微克)	30	20
维生素B_1 (毫克)	0.04	0.05
维生素B_2 (毫克)	0.07	0.06
维生素B_5 (毫克)	0.6	0.5
维生素C (毫克)	8	6
维生素E (毫克)	0.8	0.19
钙 (毫克)	21	9
磷 (毫克)	74	37
钾 (毫克)	160	68
钠 (毫克)	7.2	4.4
镁 (毫克)	21	18
铁 (毫克)	0.9	0.6
锌 (毫克)	0.54	0.35
硒 (微克)	0.96	0.5
铜 (毫克)	0.14	0.1
锰 (毫克)	0.34	0.1

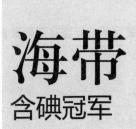

海带
含碘冠军

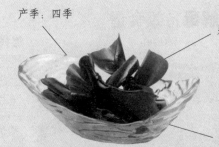

产季：四季

别名：昆布、江白菜

食用性质：寒

主要营养成分：碘、钙、钾、硒、铁、甘露醇、膳食纤维

海带是褐藻的一种，被人们誉为"长寿菜"、"海上之蔬"和"含碘冠军"，每克干海带约含碘1毫克。海带可凉拌，也可烧炒、煮汤，在韩国，海带排骨汤是孕妇产后的滋补品，韩国人为了表示对母亲的敬意，生日的时候一定要吃一碗海带排骨汤。

✱ 健康功效

海带中含有大量的碘，能防治"大脖子病"。

海带中含有大量的甘露醇，就是干海带表面的一层白霜，有利尿消肿的作用，可防治肾功能衰竭、老年性水肿、药物中毒等。甘露醇与碘、钾、维生素B_3等协同作用，对防治动脉硬化、慢性气管炎、慢性肝炎、贫血、水肿等疾病，都有较好的效果。

海带中的海藻酸和褐藻酸有显著的降压效果。

海带中的胶质有助排出体内的放射性物质，从而减少放射性物质在人体内的积聚，减少疾病发生，并能使秀发乌黑亮泽。

🍴 饮食宜忌

海带特别适合甲状腺肿患者、贫血者、肾功能衰竭者、水肿患者、慢性肝炎患者、心脑血管疾病患者食用。

海带性寒，体质偏寒、脾虚腹泻者不宜过多食用。海带含碘量非常高，孕妇不宜过多食用，否则会影响胎儿的甲状腺发育。

烹饪或食用油腻的食物，搭配海带，可以避免脂肪在体内堆积。豆腐中的皂角苷可使人体内碘排出，海带与豆腐搭配食用，营养的摄取更均衡。

🛒 选购秘诀

色泽浓墨色或深褐色、完整无空洞、表面白霜多者为佳。

⛱ 保存要点

干海带放在通风处即可。鲜海带不要清洗，直接放入保鲜袋，再放冰箱冷藏即可。

🔪 厨房妙招

海带应先洗净之后再浸泡，浸泡的水和海带一起进行烹饪，这样可避免甘露醇和维生素溶于水中而损失。

为保证海带鲜嫩可口，用清水煮约15分钟即可，也可隔水蒸半小时。烹饪时加适量醋，可以使口感更好。

补钙特效食谱

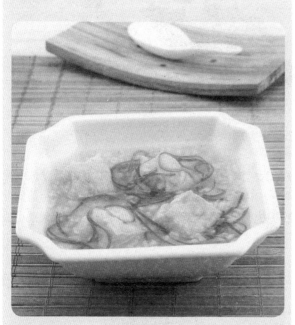

每100克鲜海带营养素含量

水分 (克)	94.1
热量 (千卡)	14
蛋白质 (克)	1.1
脂肪 (克)	0.1
糖类 (克)	3
膳食纤维 (克)	0.9
胡萝卜素 (微克)	310
维生素B_1 (毫克)	0.02
维生素B_2 (毫克)	0.1
维生素B_5 (毫克)	0.9
维生素E (毫克)	0.08
叶酸 (微克)	1.6
钙 (毫克)	241
磷 (毫克)	29
钾 (毫克)	222
钠 (毫克)	107.6
镁 (毫克)	61
铁 (毫克)	3.3
锌 (毫克)	0.66
硒(微克)	4.9
铜 (毫克)	0.03
锰 (毫克)	4.47
碘 (毫克)	113.9

海带豆腐粥

原料 海带150克，豆腐250克，粳米30克，菜油、盐各少许。

做法 海带温水泡软后切为细丝，豆腐用菜油炸至金黄后切成小块。粳米淘净后放入锅中，加适量水，与海带、豆腐共同煮粥，中火熬煮至米开花、汤稠，调入少许盐即可。

实用小偏方

海带根500克，生姜75克，红糖适量，用适量清水煎煮至500毫升的汤汁，每次饮用20毫升，每日3次，可用于慢性气管炎的辅助食疗。

海带15克，海藻15克，小茴香6克，用适量清水煎煮后服用，每日1次，可用于睾丸肿痛的食疗。

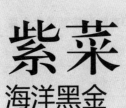
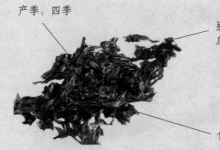

紫菜
海洋黑金

产季：四季

别名：索菜、紫英、乌菜

食用性质：寒

主要营养成分：胆碱、胡萝卜素、叶酸、膳食纤维、各种矿物质

紫菜是一种红藻，在日语中被称为"海苔"。在不列颠群岛，人们将紫菜放在面包上烤着吃，味道就像牡蛎一样鲜美。中国很早就有关于紫菜的记载，1400年前的北魏《齐民要术》中就已提到"吴都海边诸山，悉生紫菜"，到了北宋年间，紫菜已成为进贡珍品。

✳ 健康功效

紫菜的含碘量很高，可用于治疗因缺碘引起的"甲状腺肿大"，对其他郁结积块也有作用。

紫菜富含胆碱和钙、铁，能增强记忆，治疗妇幼贫血，促进骨骼和牙齿的生长和保健。

紫菜含有一定量的甘露醇，有清热利尿的作用，可辅助治疗水肿。

紫菜所含的多糖可显著增强人体免疫功能，并能降低血清胆固醇的总含量。

🍴 饮食宜忌

紫菜特别适合学生、脑力劳动者、水肿患者和心脑血管疾病患者食用。

紫菜性寒，体质偏寒、腹泻者不宜食用。

烹饪前，将紫菜用清水泡发，并换一两次水，以清除附着的污物，如果浸泡的水呈蓝紫色，表明该紫菜已被有毒物污染，不宜食用。

🛒 选购秘诀

深紫色、薄而有光泽者为佳。色泽发黑的可能是隔年陈紫菜，一些不法商贩会用油涂抹其表面，冒充新紫菜，可用干纸巾擦拭，看有无油渍。

🍲 保存要点

避光、通风，保持干燥即可。

🔪 厨房妙招

做出好看的紫菜蛋花汤：准备适量水淀粉，先煮紫菜，当紫菜刚好悬浮即停止加水淀粉，随后加入蛋液，这样做出的汤，紫菜和蛋花不会沉底。倒蛋液时，用勺子轻轻向一个方向推动，这样蛋花就能分出漂亮的层次，不会结块。

增强记忆力特效食谱

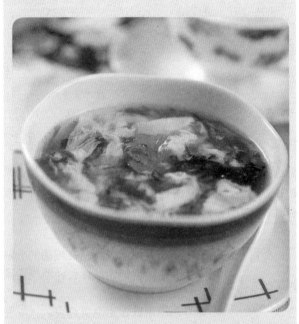

紫菜蛋花汤

原料 紫菜50克，鸡蛋2个，水淀粉、高汤、盐、味精、香油各适量。

做法 鸡蛋搅匀，加入少许水淀粉调匀。高汤煮开，放入紫菜，加盐、味精调味，淋入蛋液，待蛋花浮起时改小火，滴入少许香油即可。

实用小偏方

紫菜50克，温水泡发后捞出，放入碗中，加适量香油，拌匀，用温水冲开服用，可用于便秘辅的助食疗。

紫菜、白萝卜、陈皮各适量，用清水煮熟，适合甲状腺肿大者食用。

紫菜15~20克，猪瘦肉100克，一起煮汤，加适量盐、味精调味，适合患颈淋巴结核、脚气病者食用。

每100克紫菜营养素含量

水分 (克)	12.7
热量 (千卡)	207
蛋白质 (克)	26.7
脂肪 (克)	1.1
糖类 (克)	44.1
膳食纤维 (克)	21.6
胡萝卜素 (微克)	1370
维生素B_1 (毫克)	0.27
维生素B_2 (毫克)	1.02
维生素B_5 (毫克)	7.3
维生素E (毫克)	1.82
叶酸 (微克)	116.7
钙 (毫克)	264
磷 (毫克)	350
钾 (毫克)	1796
钠 (毫克)	710.5
镁 (毫克)	105
铁 (毫克)	54.9
锌 (毫克)	2.47
硒(微克)	7.22
铜 (毫克)	1.68
锰 (毫克)	4.32

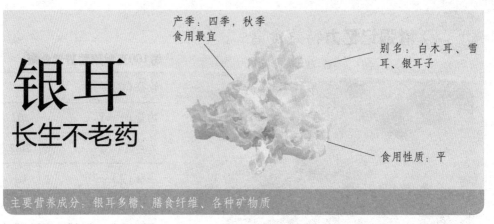

产季：四季，秋季食用最宜

别名：白木耳、雪耳、银耳子

银耳
长生不老药

食用性质：平

主要营养成分：银耳多糖、膳食纤维、各种矿物质

历代皇家贵族都将银耳看做是"延年益寿之品"、"长生不老良药"。质量上乘的银耳又叫"雪耳"，被誉为"菌中之冠"。银耳除了可以加糖做成甜品，也可与其他食材搭配炒菜食用，还是自制眼膜、面膜的良好原料。

✻ 健康功效

银耳中的银耳多糖，有提高身体免疫力、抗肿瘤、抗病毒、抗辐射、延缓衰老、降血糖、降血脂等众多功效，可润泽皮肤、祛除脸部黄褐斑和雀斑，能保护胃肠道内壁，防止溃疡的形成，还是血管的"清道夫"，对心脑血管疾病患者尤为有利。

银耳含有较多粗纤维，可促进胃肠蠕动，减少脂肪在体内堆积，达到减肥瘦身的效果。

银耳有润肺生津液的作用，可用于肺虚干咳和各种干燥病症的治疗。

🍴 饮食宜忌

银耳特别适合女性、老年人、皮肤干燥者、肺虚咳嗽者、心脑血管疾病患者和癌症患者食用。

银耳有滋润肺部的作用，在气候干燥的秋季食用最适宜。

吃剩的银耳不宜放在冰箱中冷藏，否则易碎，并造成营养成分大量流失。煮熟的银耳不宜放置时间过长，在细菌的分解作用下，其中所含的硝酸盐会还原成亚硝酸盐，对人体有害。

银耳用凉水或温水泡发都可以，以完全泡发为准，泡开后摘净根部的杂质，用清水洗几次即可。泡发后仍紧缩的部分不要食用。

🛒 选购秘诀

颜色乳白色或米黄色、略有光泽、朵大圆整、肉肥厚、无杂质者为佳。

⛰ 保存要点

保持干燥即可。

🍳 厨房妙招

温水泡发银耳较快，但不宜用温度过高的热开水，否则会使银耳的营养成分损失。

先将银耳隔水蒸10分钟，再按常法煮1个小时，这样会使银耳更黏稠，煮成的银耳浓汁冰镇后还可用来做眼膜、面膜，美白去皱效果很好。

润肺止咳特效食谱

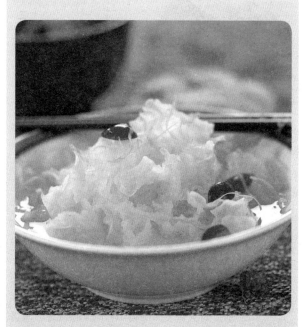

玉兰银耳

原料 玉兰花3朵，水发银耳250克，红樱桃30克，冰糖、盐各适量。

做法 银耳摘成小朵，洗净，加少许清水、盐，上笼蒸约15分钟。玉兰花洗净切丝，入沸水一焯即捞起、沥干；红樱桃对半切开。锅内放清水、冰糖，烧开至冰糖溶化后，倒入银耳（连汤）、玉兰花丝，煮约20分钟，放入红樱桃，煮约10分钟即成。

实用小偏方

银耳10克，菊花10克，冰糖适量，用适量清水熬煮后取汤汁，适合高血压者食用。

鸽子蛋10个，银耳20克，用适量清水煮汤食用，加盐、料酒和胡椒粉调味，适合视力下降时作辅助食疗用。

每100克银耳营养素含量

水分 (克)	14.6
热量 (千卡)	200
蛋白质 (克)	10
脂肪 (克)	1.4
糖类 (克)	67.3
膳食纤维 (克)	30.4
胡萝卜素 (微克)	50
维生素B_1 (毫克)	0.05
维生素B_2 (毫克)	0.25
维生素B_5 (毫克)	5.3
维生素E (毫克)	1.26
钙 (毫克)	36
磷 (毫克)	369
钾 (毫克)	1588
钠 (毫克)	82.1
镁 (毫克)	54
铁 (毫克)	4.1
锌 (毫克)	3.03
硒(微克)	2.95
铜 (毫克)	0.08
锰 (毫克)	0.17

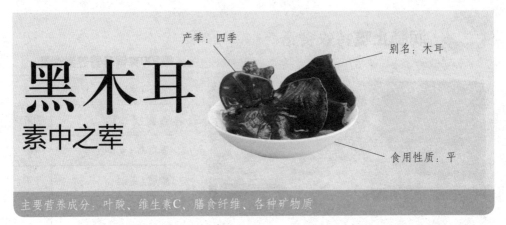

产季：四季

别名：木耳

黑木耳
素中之荤

食用性质：平

主要营养成分：叶酸、维生素C、膳食纤维、各种矿物质

黑木耳因其多年生长在腐木上，形状像人的耳朵而得名。黑木耳有两种，一种是毛木耳，一面有灰色或灰褐色的毛，另一种是光木耳，两面光滑、黑褐色、半透明。毛木耳较大，但质地粗韧，不易嚼碎，味道不佳，价格低廉；光木耳则质软味鲜、滑而带爽。

✳ 健康功效

黑木耳中铁的含量极为丰富，能使皮肤红润、容光焕发、秀发亮泽，并可防治缺铁性贫血。

黑木耳被誉为"食品阿司匹林"，因为其中有种能阻止血液凝固的物质，可以预防血栓形成，并能阻止胆固醇在血管壁的沉积，有防治动脉粥样硬化和冠心病的作用。

黑木耳中的胶质有清理肠胃的作用，能将残留在人体消化系统内的灰尘、杂质吸附集中起来排出体外。

黑木耳所含的多种矿物质还能化解胆结石、肾结石等内源性异物。

黑木耳含有抗肿瘤活性物质，能增强身体免疫力。

🍴 饮食宜忌

黑木耳特别适合粉尘和纤维制品相关工作者、女性、贫血者、各种结石病患者和癌症患者食用。

黑木耳有促进血液循环的作用，出血性疾病患者和孕妇不宜食用。

黑木耳和银耳功能相近，但营养成分的含量各不相同，搭配食用，营养互为补充，对人体更有利。对于痔疮患者，黑木耳与野鸡不宜同时食用，野鸡有小毒，二者同食易诱发痔疮出血。

黑木耳有感光物质，食用后不宜马上晒太阳，否则会留下晒斑。

🛒 选购秘诀

收缩均匀、干薄完整、手感轻盈、拗折脆断、互不粘结者为佳。

🍚 保存要点

将黑木耳放到阳光下暴晒，然后装在塑料袋中，放在干燥、阴凉处。每年夏季拿出晾晒一次，可保存数年不坏。

🥢 厨房妙招

将黑木耳放入温水，再加入适量盐，浸泡半个小时，可以让黑木耳快速变软。

在浸泡黑木耳的温水中放入适量淀粉，搅拌，可以去除黑木耳上细小的杂质和残留的沙粒，接下来只需要用清水把黑木耳清洗干净即可。

补血特效食谱

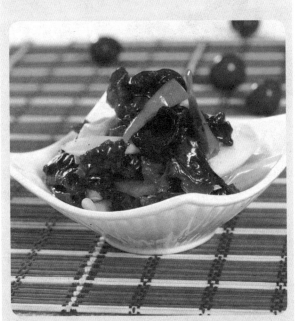

每100克黑木耳营养素含量

水分 (克)	15.5
热量 (千卡)	205
蛋白质 (克)	12.1
脂肪 (克)	1.5
糖类 (克)	65.5
膳食纤维 (克)	29.9
胡萝卜素 (微克)	100
维生素B$_1$ (毫克)	0.17
维生素B$_2$ (毫克)	0.44
维生素B$_5$ (毫克)	2.5
维生素E (毫克)	11.34
钙 (毫克)	247
磷 (毫克)	292
钾 (毫克)	757
钠 (毫克)	48.5
镁 (毫克)	152
铁 (毫克)	97.4
锌 (毫克)	3.18
硒(微克)	3.72
铜 (毫克)	0.32
锰 (毫克)	8.86

柿子椒炒木耳

[原料] 大葱段150克，黑木耳300克，红椒50克，盐、鸡精、色拉油各适量。

[做法] 大葱切段；黑木耳泡发，撕成小朵；红椒切成条。锅中加油烧热，放入葱段、红椒条爆香，下黑木耳煸炒，加盐、鸡精炒匀即可。

实用小偏方

　　黑木耳5克，用适量清水浸泡一夜，隔水蒸1小时，加适量冰糖（也可不加），睡前食用，可用于血管硬化、冠心病的辅助食疗。

　　产后虚弱、抽筋麻木者，可取黑木耳30克，用醋浸泡，分5~6次食用，每日3次。胃酸过多烧心者不宜食用。

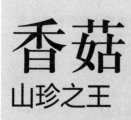
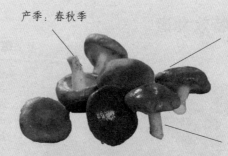

香菇
山珍之王

产季：春秋季

别名：花蕈、香信、椎茸、冬菇、厚菇、花菇

食用性质：凉

主要营养成分：香菇多糖、嘌呤、胆碱、核酸、叶酸、膳食纤维、各种矿物质

香菇起源于中国，后经僧人间的交往传入日本，有800多年的栽培历史。香菇有独特的鲜香味，《吕氏春秋•本味》就有"味之美者，越骆之菌"的记载，在中国被誉为"山珍"，在美国则被誉为"上帝食品"。

健康功效

香菇中的多糖可调节人体免疫功能、防癌抗癌、保护肝脏、解毒、抗病毒，还能清除人体自由基，有延缓衰老的作用。

香菇中的嘌呤、胆碱、酪氨酸、氧化酶、核酸等成分，能起到降血压、降胆固醇、降血脂、保护肝脏的作用，可预防动脉硬化、肝硬化等疾病。

饮食宜忌

香菇特别适合女性、儿童、老年人、体质虚弱者、心脑血管疾病患者、肝病患者和糖尿病患者食用。

香菇为发物，顽固性皮肤瘙痒症患者忌食。香菇性凉，脾胃虚寒者不宜过多食用。

长得特别大的鲜香菇不宜食用，大多是用激素催肥，过多食用对人体不利。

选购秘诀

体圆、齐整、质干脆而不碎者为好，朵小柄短、质嫩肉厚、香味浓者为优质干香菇。鲜香菇菇形圆整、菇盖下卷、肉质肥厚、菇柄短粗鲜嫩、大小均匀者佳。

保存要点

干香菇要保持干燥，最好每个月取出晾晒一次，可保存半年以上。

鲜香菇则要放入保鲜袋，挤去空气，放进冰箱冷冻室冷冻一夜，第二天拿出来，用纸吸干表面的水分，装进另一个干净的保鲜袋，挤去空气后，再放入冷冻室保存，以后可以直接取出烹饪。

厨房妙招

在80℃左右的热水中浸泡才能更好地释放出香菇的鲜香味，浸泡变软后，再用手朝一个方向轻轻旋搅，让香菇上的泥沙缓缓沉入盆底。香菇中的一些营养成分会溶解于水中，浸泡香菇的上层清水可以与香菇一起烹饪。

增强免疫力特效食谱

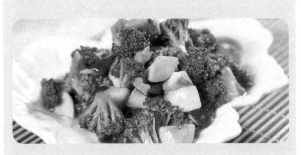

双菇西蓝花

原料 西蓝花250克，香菇100克，口蘑100克，姜片、葱花、植物油、盐、素高汤各适量。

做法 西蓝花摘成小朵，洗净；香菇、口蘑洗净切块，焯水。锅内倒油，烧热，放入姜片、葱花、香菇、口蘑稍炒，再加西蓝花、素高汤烧2分钟，加盐炒匀即可。

香菇炖鸡

原料 母鸡1只，干香菇20克，冬笋50克，料酒、盐各适量。

做法 干香菇泡发，洗净；冬笋洗净，切片。母鸡清理干净，剁块，用开水略焯后捞起，放进炖锅内，再放入料酒，盖上锅盖炖40分钟，放入香菇、笋片和盐，继续炖20分钟即可。

实用小偏方

干香菇3~6朵，温水泡发后洗净，加适量冰糖和清水一起炖熟，适合急、慢性肾炎者食用。

干香菇8克，温水泡发后洗净，放保温杯中，加适量开水，盖上盖子闷10分钟，当茶喝，可辅助食疗消化系统疾病。

感冒时，可取香菇、丝瓜和生姜各适量，用适量清水煮汤喝，风热感冒丝瓜的量多些，风寒感冒生姜的量多些。

每100克香菇营养素含量

水分 (克)	12.3
热量 (千卡)	211
蛋白质 (克)	20
脂肪 (克)	1.2
糖类 (克)	61.7
膳食纤维 (克)	31.6
胡萝卜素 (微克)	20
维生素B$_1$ (毫克)	0.19
维生素B$_2$ (毫克)	1.26
维生素B$_5$ (毫克)	20.5
维生素E (毫克)	0.66
叶酸 (微克)	1335
钙 (毫克)	83
磷 (毫克)	258
钾 (毫克)	464
钠 (毫克)	11.2
镁 (毫克)	147
铁 (毫克)	10.5
锌 (毫克)	8.57
硒(微克)	6.42
铜 (毫克)	1.03
锰 (毫克)	5.47

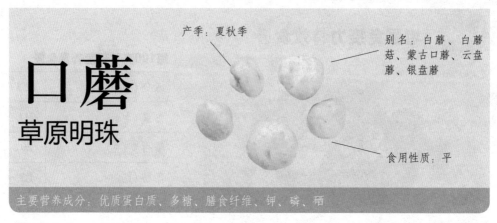

产季：夏秋季

别名：白蘑、白蘑菇、蒙古口蘑、云盘蘑、银盘蘑

口蘑
草原明珠

食用性质：平

主要营养成分：优质蛋白质、多糖、膳食纤维、钾、磷、硒

口蘑生长于蒙古草原，一般生长在有羊骨或羊粪的地方，由于以前都是通过河北省张家口市运输到内地，故被称作"口蘑"。

健康功效

口蘑富含优质蛋白质，氨基酸种类齐全，必需氨基酸和非必需氨基酸比例均衡，可满足素食者补充蛋白质的需要，尤其适合病后、产后恢复期的身体调理。

口蘑含有多糖成分，能提高人体免疫力、抗病毒、抗肿瘤、润泽皮肤、延缓衰老。

口蘑热量不高，含有丰富的钾和较多的膳食纤维，可促进身体排出毒素、维持水电解质平衡，是肥胖者和高血压者的良好辅助食疗佳品，还能预防糖尿病的发生。

口蘑中的硒能被人体很好地吸收利用，有抗癌、降低胆固醇的作用，并能调节甲状腺功能、提高人体抵抗力。

饮食宜忌

口蘑特别适合女性、儿童、老年人、体质虚弱者、肥胖者、心脑血管疾病患者和癌症患者食用。

口蘑含有较多的磷，而钙含量较低，搭配富含钙的食物食用，可使营养更均衡。

最好食用新鲜口蘑，市场上有泡在液体中的袋装口蘑，食用前一定要多漂洗几遍，以去除保鲜剂。

选购秘诀

伞盖边缘向内卷曲、菌柄粗短完整者为佳。大口蘑味道较为清淡，而小口蘑则鲜味较足。罐头口蘑则应挑选罐体无凸起、无变形、在保质期内的。

保存要点

将口蘑洗净、擦干，装进纸袋中，再放入冰箱冷藏，保存时间不超过3天。未开封的罐头口蘑放在阴凉干燥处，可保存6个月以上。

厨房妙招

口蘑与肉类搭配食用，烹饪时可以不加味精，口蘑的自然鲜味会使菜的味道更自然，这样也更有利于人体健康。

口蘑的味道清淡，十分适合煲汤，切得小块些，有利于其中营养成分的溶出，被人体更好地吸收利用。

补虚养身特效食谱

每100克口蘑营养素含量

水分 (克)	92.4
热量 (千卡)	20
蛋白质 (克)	2.7
脂肪 (克)	0.1
糖类 (克)	4.1
膳食纤维 (克)	2.1
胡萝卜素 (微克)	10
维生素B$_1$ (毫克)	0.08
维生素B$_2$ (毫克)	0.35
维生素B$_3$ (毫克)	4
维生素C (毫克)	2
维生素E (毫克)	0.56
钙 (毫克)	6
磷 (毫克)	94
钾 (毫克)	312
钠 (毫克)	8.3
镁 (毫克)	11
铁 (毫克)	1.2
锌 (毫克)	0.92
硒 (微克)	0.55
铜 (毫克)	0.49
锰 (毫克)	0.11

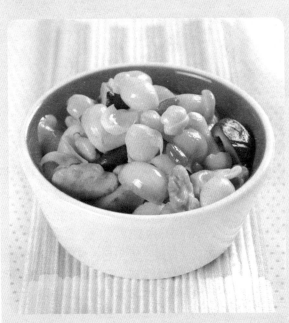

素八珍

原料 核桃仁50克，松子仁20克，腰果50克，白果50克，口蘑50克，鲜香菇50克，百合50克，枸杞子30克，葱花、盐、鸡精、胡椒粉、色拉油各适量。

做法 将核桃仁、松子仁、腰果一起放入油锅内炸酥捞出；香菇、百合洗净切片；枸杞子用水泡好；口蘑洗净。锅内加油烧热，下葱花炝锅，放白果、口蘑、香菇、核桃仁、松子仁、腰果炒匀，放盐、胡椒粉炒熟，加百合、枸杞子炒至入味，加鸡精调味出锅即可。

实用小偏方

大白菜250克，干口蘑3克，酱油、白糖、盐、植物油各适量。大白菜切段；口蘑用温水泡发。锅内倒油，烧热，放入大白菜炒至七成熟，再加入口蘑、酱油、白糖、盐炒熟即可。此菜适合高血压、冠心病、牙龈出血者食用。

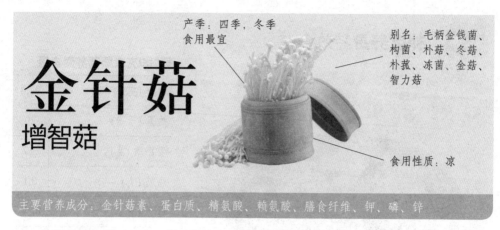

产季：四季，冬季食用最宜

别名：毛柄金钱菌、构菌、朴菇、冬菇、朴菰、冻菌、金菇、智力菇

金针菇
增智菇

食用性质：凉

主要营养成分：金针菇素、蛋白质、精氨酸、赖氨酸、膳食纤维、钾、磷、锌

金针菇在中国、日本、俄罗斯、欧洲、北美洲、澳大利亚等地均有分布，我国最早进行人工栽培，但在传入日本后才得到推广和发展。金针菇是火锅的好搭档，凉拌食用更是鲜美可口。

✳ 健康功效

金针菇含有较多的锌，且其多糖成分能有效地增强身体的生物活性，促进新陈代谢，有利于食物中各种营养素的吸收和利用，有利于生长发育，有"增智菇"、"一休菇"的美称。

金针菇中的金针菇素有增强人体免疫力的作用，它和多糖成分都有抗癌防癌的功效。

金针菇有较多的精氨酸，有保护肝脏的作用，对预防肝昏迷的发生有积极效果。

金针菇还有抗菌消炎、抗疲劳、保护胃肠道、降低胆固醇、防治心脑血管疾病等作用。

🍴 饮食宜忌

金针菇特别适合儿童、老年人、脑力劳动者、体质虚弱者、心脑血管疾病患者和癌症患者食用。

金针菇性凉，脾胃虚寒、腹泻者不宜过多食用。

食用前用清水浸泡1~2小时，并用大火煮至少10分钟。因为新鲜的金针菇中含有秋水仙碱，食用后容易因氧化而产生有毒的二秋水仙碱，它会刺激胃肠黏膜和呼吸道黏膜，大量食用则出现中毒症状，而秋水仙碱很怕热，且溶于水。

🛒 选购秘诀

干爽、菇柄挺直者为佳，市场上的金针菇有黄白两个品种，白色的体形娇小，更加脆嫩。

🥢 保存要点

不要清洗，用保鲜膜包裹，放入冰箱冷藏。

🍳 厨房妙招

烹饪前不要将金针菇剥开，握住根部在清水中漂洗，最后切除根部即可。

凉拌金针菇，用沸水焯至少10分钟，焯好立即放入凉水浸泡，使其保持最佳的口感和色泽。捞出后挤干，以免水分过多影响味道和菜的美感。加点辣油做成辣味金针菇，风味别具一格。

益智特效食谱

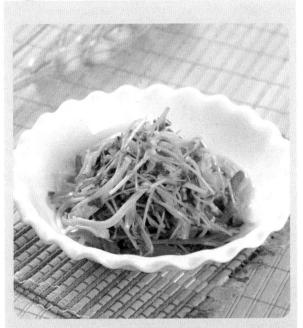

金针菇豆苗

原料 金针菇200克，豆苗100克，红椒50克，盐、味精、香油、蒜蓉各适量。

做法 金针菇去根，红椒切丝。锅加水烧开，下金针菇、豆苗焯水捞出，晾凉。把豆苗、金针菇、红椒放入盆中，加盐、味精、香油、蒜蓉拌匀即可。

实用小偏方

　　冻豆腐100克，金针菇50克，榨菜适量。冻豆腐解冻，洗净，切块；金针菇洗净。锅内倒适量清水，大火烧开后放入冻豆腐和榨菜，煮至入味，放入金针菇煮10分钟即可，适合肥胖者食用。

　　糯米50克，金针菇50克，盐适量。按常法煮糯米粥，粥成后放入金针菇和盐再煮15分钟，可用于小儿发育不良。

每100克金针菇营养素含量

水分 (克)	90.2
热量 (千卡)	26
蛋白质 (克)	2.4
脂肪 (克)	0.4
糖类 (克)	6
膳食纤维 (克)	2.7
胡萝卜素 (微克)	30
维生素B_1 (毫克)	0.15
维生素B_2 (毫克)	0.19
维生素B_5 (毫克)	4.1
维生素C (毫克)	2
维生素E (毫克)	1.14
磷 (毫克)	97
钾 (毫克)	195
钠 (毫克)	4.3
镁 (毫克)	17
铁 (毫克)	1.4
锌 (毫克)	0.39
硒(微克)	0.28
铜 (毫克)	0.14
锰 (毫克)	0.1

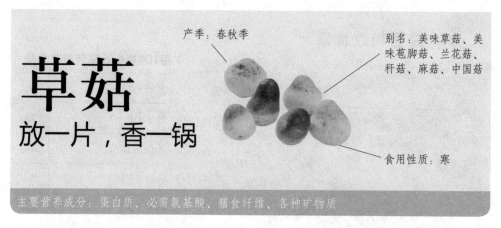

产季：春秋季

别名：美味草菇、美味苞脚菇、兰花菇、秆菇、麻菇、中国菇

食用性质：寒

草菇
放一片，香一锅

主要营养成分：蛋白质、必需氨基酸、膳食纤维、各种矿物质

据说草菇起源于广东韶关的南华寺中，我国在300年前开始人工栽培，由华侨传至世界各国。草菇向来有"放一片，香一锅"的美誉，曾被作为宫廷贡品，受到慈禧太后的赞赏。

健康功效

草菇富含优质蛋白质，人体必需的8种氨基酸种类齐全，且含量高，能提高人体免疫力，并有解毒、抗癌作用，可作为素食者的良好营养补充。

草菇可减缓糖类的吸收，是糖尿病患者的良好保健品。将草菇与玉竹、仔鸡炖汤食用，可辅助治疗糖尿病。

草菇可加速创口愈合，保护肝脏，消食健胃。

饮食宜忌

草菇特别适合体质虚弱者、素食者、肝炎患者、糖尿病患者食用。

草菇性寒，脾胃虚寒、腹泻者不宜食用。

选购秘诀

菌盖紧闭、肉质紧实、表面光滑、带零散的斑点者为佳。

保存要点

用潮湿的纸巾覆盖，摊开存放。先将鲜草菇用清水洗净，放入淡盐水中浸泡10~15分钟，捞出沥干水分，装入塑料袋，可保鲜3~5天。

厨房妙招

烹饪前用淡盐水清洗，能更好地除去草菇表面的污物，烹饪时也更容易入味。

补充营养特效食谱

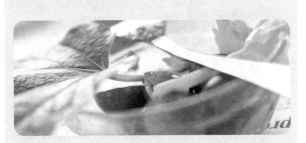

草菇番茄

原料 草菇80克，番茄100克，葱末、素高汤、盐、味精、水淀粉、色拉油各少许。

做法 草菇一切为二，入沸水锅焯至变色捞出；番茄洗净切小块。油锅烧热，下葱末炒香，加草菇、番茄块、素高汤烧沸，放盐、味精调味，用水淀粉勾芡即可。

草菇煮鸡

原料 草菇100克，母鸡1只，胡萝卜50克，生姜、香葱、植物油、胡椒粉、盐各适量。

做法 草菇去蒂，洗净；母鸡清理干净，切块；胡萝卜洗净，切片。锅内倒油，烧热，放入生姜、香葱、鸡块炒至半熟，加入适量清水，再放入草菇、盐，用中火煮10分钟后撒入胡椒粉，拌匀即可。

实用小偏方

草菇50克，豆腐100克，用适量清水煮成汤，加盐调味，可用于高血脂的辅助食疗。

玉竹适量，草菇100克，仔鸡1只，植物油、料酒、生姜、香葱各适量。玉竹用适量清水煎煮。草菇用清水浸泡，洗净切半。仔鸡清理干净后切小块，和玉竹水、草菇、生姜、料酒一起放入锅内，大火煮沸，小火炖烂，加盐、香葱即可。适用于糖尿病的辅助食疗。

每100克草菇营养素含量

水分 (克)	92.3
热量 (千卡)	23
蛋白质 (克)	2.7
脂肪 (克)	0.2
糖类 (克)	4.3
膳食纤维 (克)	1.6
维生素B_1 (毫克)	0.08
维生素B_2 (毫克)	0.34
维生素B_5 (毫克)	8
维生素E (毫克)	0.4
钙 (毫克)	17
磷 (毫克)	33
钾 (毫克)	179
钠 (毫克)	73
镁 (毫克)	21
铁 (毫克)	1.3
锌 (毫克)	0.6
硒(微克)	0.02
铜 (毫克)	0.4
锰 (毫克)	0.09

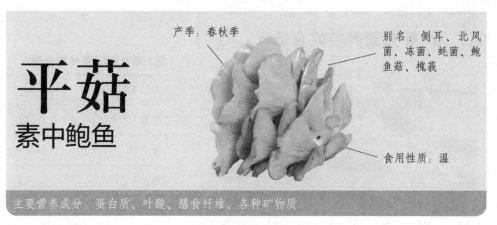

产季：春秋季

别名：侧耳、北风菌、冻菌、蚝菌、鲍鱼菇、槐蕺

平菇
素中鲍鱼

食用性质：温

主要营养成分：蛋白质、叶酸、膳食纤维、各种矿物质

平菇是现代国内外发现的2000多种食用菌中生长迅速、个体较大的一种食用菌。原来是名贵山珍、宫庭佳肴，现在成了家庭餐桌的常见菜。

✱ 健康功效

平菇富含优质蛋白质，含有18种氨基酸，人体8种必需氨基酸齐全，所含氨基酸可与牛奶、瘦肉和鱼相比，特别适合正在长身体的少年儿童食用。

平菇还含有平菇素和酸性多糖体等生理活性物质，有抗菌、抗病毒、预防肝炎和癌症的作用，还有延年益寿的保健价值。

平菇还能降低血清胆固醇，对尿路结石和女性更年期综合征也有一定的调理作用。

饮食宜忌

平菇特别适合女性、儿童、心脑血管疾病患者、肝炎病患者和尿路结石患者食用。

平菇与肉类搭配食用，不仅有相互提鲜的作用，更能在营养上互补。与牛奶或鲫鱼搭配食用，滋补身体效果更佳。

选购秘诀

外形完整、颜色正常、质地脆嫩而肥厚、气味纯正清香者为佳。

保存要点

新鲜平菇用保鲜膜包裹后放冰箱冷藏，可保存3~7天。或用开水煮透，沥干水分后放冰箱冷冻室，可保存10~20天。

厨房妙招

用白糖水浸泡摘好的平菇片，不但能长时间保存平菇，保持香味和水分，而且在烹饪时还有提鲜的作用。

健身助长特效食谱

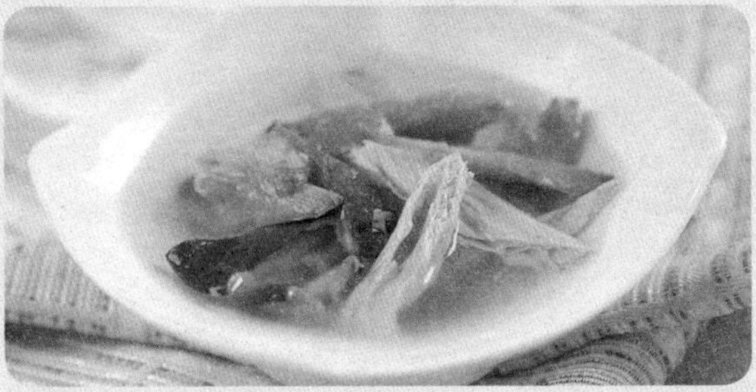

平菇腐竹汤

原料 平菇150克，水发腐竹200克，高汤、盐、味精、香油各适量。

做法 平菇洗净，入开水锅中焯水，沥干，切成大块；腐竹切段。高汤煮开，放入平菇和腐竹，加盐、味精调味，再沸后撇去浮沫，滴入香油即可。

牛奶平菇汤

原料 平菇150克，牛奶500毫升，白糖适量。

做法 平菇用沸水略烫，切成丝，与牛奶一起放入锅内，小火慢煮，平菇熟后加白糖即可。

实用小偏方

记忆力下降者，可取平菇250克，猪骨髓、猪脑各300克，生姜、料酒、大葱、香油、盐各适量。猪脑除净血丝，猪骨髓洗净。将生姜放入碗内，加猪脑、猪骨髓、平菇、料酒、盐，上面放大葱，隔水蒸至猪脑熟透取出，淋上香油即可。

消化不良者，可取平菇3朵，胡萝卜1条，绿茶末、生姜、植物油、香葱、盐、水淀粉各适量。平菇洗净，切块；胡萝卜洗净，切片。锅内倒油，烧热，放入生姜、平菇、胡萝卜炒熟，再放入绿茶末，加盐、香葱和水淀粉炒匀即可。

每100克平菇营养素含量

水分（克）	92.5
热量（千卡）	20
蛋白质（克）	1.9
脂肪（克）	0.3
糖类（克）	4.6
膳食纤维（克）	2.2
胡萝卜素（微克）	10
维生素B_1（毫克）	0.06
维生素B_2（毫克）	0.16
维生素B_5（毫克）	3.1
维生素C（毫克）	4
维生素E（毫克）	0.79
叶酸（微克）	14.7
钙（毫克）	5
磷（毫克）	86
钾（毫克）	258
钠（毫克）	3.8
镁（毫克）	14
铁（毫克）	1
锌（毫克）	0.61
硒（微克）	1.07
铜（毫克）	0.08
锰（毫克）	0.07

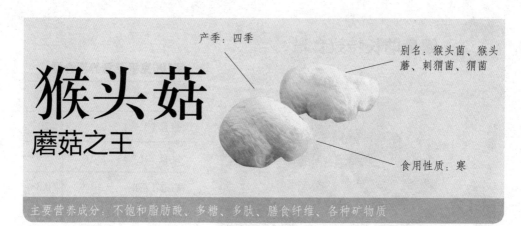

产季：四季

别名：猴头菌、猴头蘑、刺猬菌、猬菌

食用性质：寒

猴头菇
蘑菇之王

主要营养成分：不饱和脂肪酸、多糖、多肽、膳食纤维、各种矿物质

猴头菇远望如金丝猴的头，故得此名。猴头菇是中国传统的名贵菜肴，四大名菜之一。相传在3000年前的商代，这种山珍只有宫廷、王府才能享用，外界只知道猴头菇的稀少和珍贵，对它的特点和烹饪方法都不清楚。新中国成立后，这种山珍才逐渐进入寻常百姓家。

✱ 健康功效

猴头菇富含不饱和脂肪酸，能降低血胆固醇和甘油三酯含量，调节血脂，促进血液循环。

猴头菇含有的多糖、多肽等物质，能抑制癌细胞的生成，有利于预防各种类型的癌症。

猴头菇中含有多种氨基酸，能提高人体免疫力、延缓衰老。

猴头菇的膳食纤维含量丰富，有润肠通便的作用。

饮食宜忌

猴头菇特别适合女性、老年人、便秘者、心脑血管疾病患者和癌症患者食用。

猴头菇性寒，体质偏寒、腹泻者不宜食用。猴头菇为发物，过敏症患者不宜食用。

选购秘诀

好的猴头菇呈金黄色或黄里带白，菇体完整、干燥、形如猴头，呈椭圆形或圆形，大小均匀，毛多且细长，茸毛齐全，无伤痕、残缺。

保存要点

放在阴凉避光通风处，或用保鲜膜包裹后放冰箱冷藏。

厨房妙招

泡发干猴头菇：猴头菇洗净后加适量沸水，隔水蒸几个小时，直到用手捏猴头菇无硬疙瘩时即可。或将猴头菇放入锅内，加适量清水用小火焖几个小时，直到发透即可。

烹饪时，将猴头菇炖得软烂如豆腐，其中的营养成分才更有利于人体吸收。加适量料酒或白醋，可以中和猴头菇自身的苦味。

抗衰老特效食谱

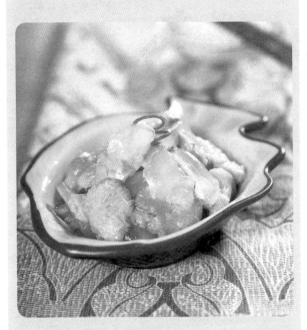

鲜芦猴头菇

原料 干猴头菇2克，芦荟50克，盐、味精、水淀粉各适量。

做法 发好的猴头菇撕成小块，上笼蒸透装盘。芦荟切成小片，放入装猴头菇块的盘中。锅内加清汤，用盐、味精调味，用水淀粉勾薄芡，淋在猴头菇上即可。

实用小偏方

猴头菇50克，猪肚1只，莲子20克，红枣5粒，酱油、料酒、白糖、盐各适量。将所有材料放入锅内，加适量清水和酱油、料酒、白糖、盐，炖至猪肚烂熟即可。适合有胃炎者食用。

脾胃虚弱、消化不良者，可取猴头菇60克，用温水浸软后，切成薄片，加适量清水煎煮，稍加黄酒服用。

每100克猴头菇营养素含量

水分 (克)	92.3
热量 (千卡)	13
蛋白质 (克)	2
脂肪 (克)	0.2
糖类 (克)	4.9
膳食纤维 (克)	4.2
维生素B_1 (毫克)	0.01
维生素B_2 (毫克)	0.04
维生素B_5 (毫克)	0.2
维生素C (毫克)	4
维生素E (毫克)	0.46
钙 (毫克)	19
磷 (毫克)	37
钾 (毫克)	8
钠 (毫克)	175.2
镁 (毫克)	5
铁 (毫克)	2.8
锌 (毫克)	0.4
硒 (微克)	1.28
铜 (毫克)	0.06
锰 (毫克)	0.03

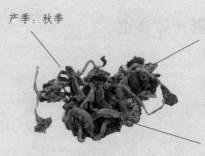

产季：秋季

别名：蜜环菌、蜜色
环蕈、蜜蘑、栎蘑、
根索蕈、根腐蕈

食用性质：温

榛蘑
东北第四宝

主要营养成分：紫杉酚、氨基酸、维生素E、膳食纤维、各种矿物质

榛蘑多生在浅山区的榛柴岗上，故得此名。榛蘑是东北第四宝，"姑爷领进门，小鸡吓掉魂"是东北的一句俗话，说的是新姑爷第一次到丈母娘家，丈母娘是一定要用小鸡炖榛蘑来招待的，可见这道菜的价值。

✳ 健康功效

榛蘑富含油脂，其所含的脂溶性维生素容易为人体所吸收，能有效地延缓衰老、预防血管硬化、润泽肌肤。

榛蘑中的抗癌化学成分紫杉酚，临床常用其制剂来治疗卵巢癌和乳腺癌等癌症，延长病人的生命。

榛蘑本身有一种天然的香气，具有健脾开胃的功效。

榛蘑中的氨基酸种类丰富，含量较高，可提高人体免疫力。

🍴 饮食宜忌

榛蘑特别适合女性、老年人、食欲不振者、皮肤干燥者、视力减退者和癌症患者食用。

榛蘑与西芹搭配食用，对女性乳腺疾病的治疗尤其有利。

榛蘑与仔鸡搭配食用，营养互为补充，味道也很鲜美。

🛒 选购秘诀

肉质肥厚者佳，嫩的榛蘑呈淡黄色，老的呈棕褐色。

🍽 保存要点

避免阳光直射，放在通风干燥处即可。

🥄 厨房妙招

做小鸡炖蘑菇这道菜时，一定要选仔鸡，太老的鸡不仅烹饪时间长、鸡肉老，也不容易入味，榛蘑的量不能太多，否则鸡的鲜味会所剩无几。

延缓衰老特效食谱

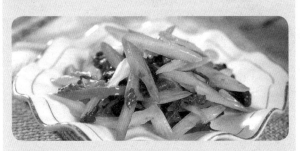

榛蘑炒西芹

原料 榛蘑150克，西芹200克，红椒50克，姜末、盐、酱油、味精、色拉油各适量。

做法 榛蘑泡好，去蒂洗净，入沸水锅内煮熟，捞出挤干水分。西芹洗净切片。红椒切丝待用。炒锅下姜末爆香，加榛蘑、西芹、盐、酱油、味精翻炒至入味，最后加入红椒丝炒匀即可。

小鸡炖榛蘑

原料 仔鸡1只，榛蘑50克，大葱、生姜、大蒜、大料、花椒、盐、料酒、植物油各适量。

做法 仔鸡清理干净，切块，用沸水焯一下；榛蘑洗净。锅内倒油，烧热，放入鸡块煸炒，同时加大葱、生姜、大蒜，待鸡块炒至变色发白时，加适量清水、料酒、大料、花椒，大火烧开，然后改中火炖，炖出浓烈香味时，加入榛蘑、盐再炖，直到鸡肉炖烂即可。

实用小偏方

榛蘑200克，白糖150克。用适量清水煮榛蘑，取汁，加白糖拌匀后饮用，可作为羊癫风者的辅助食疗用。

榛蘑500克，研细粉，每次6克，白开水送服，每日2次，可用于佝偻病的辅助食疗。

每100克榛蘑营养素含量

水分 (克)	51.1
热量 (千卡)	157
蛋白质 (克)	9.5
脂肪 (克)	3.7
糖类 (克)	31.9
膳食纤维 (克)	10.4
胡萝卜素 (微克)	40
维生素B_1 (毫克)	0.01
维生素B_2 (毫克)	0.69
维生素B_3 (毫克)	7.5
维生素E (毫克)	3.34
钙 (毫克)	11
磷 (毫克)	286
钾 (毫克)	2493
钠 (毫克)	51.3
镁 (毫克)	109
铁 (毫克)	25.1
锌 (毫克)	6.79
硒(微克)	2.65
铜 (毫克)	1.45
锰 (毫克)	4.13

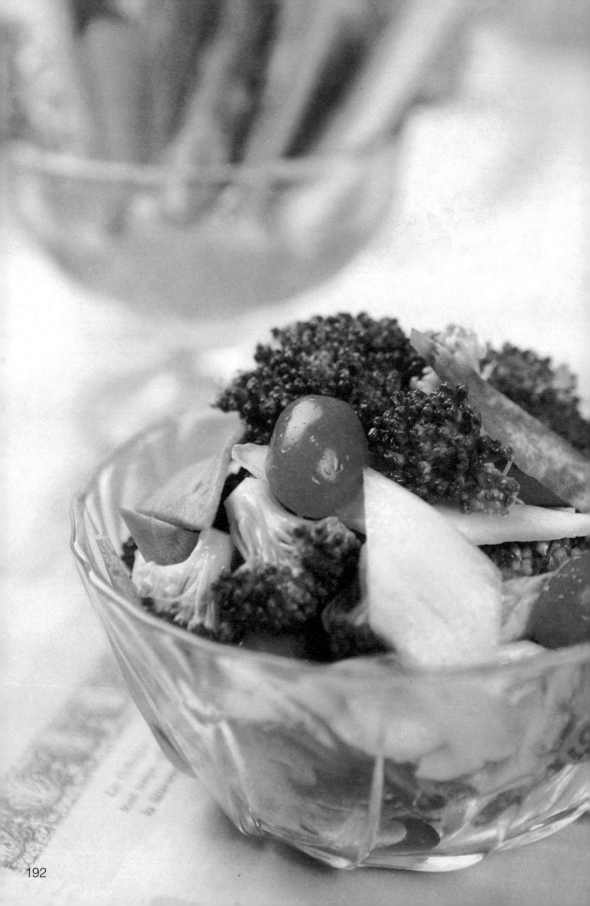

第六章

吃对蔬菜，健康加分

每个人的身体状况不同，适合的蔬菜也应有所区别，别人的良蔬佳菜或许会让你身体不适，吃对了，才能给健康添砖加瓦。

糖尿病

对付糖尿病，关键在于饮食调理，当大部分水果成为糖尿病患者的禁忌时，蔬菜的营养补充作用就显得尤为重要，很多蔬菜还有降糖功效。

降糖蔬菜	降糖功效	食用注意	页码
南瓜	含有大量的果胶，果胶在肠道内充分吸水后形成一种凝胶状物质，可延缓肠道对糖的吸收，降低餐后血糖。富含的微量元素钴，能够促进体内胰岛素的分泌，降低血糖	每次食用量不要太多。南瓜也含有较多糖类，如果不加控制，会因总热量"超标"而引起血糖升高	94
苦瓜	被誉为"植物胰岛素"，所含的苦瓜皂苷不仅有类似胰岛素的作用，而且还可刺激胰岛素释放，有非常明显的降血糖作用	苦瓜性寒，糖尿病兼有胃寒、胃肠疾病者不宜食用	98
莴苣	含有较丰富的烟酸，烟酸是胰岛素激活剂，经常食用对预防糖尿病有帮助	莴苣性微寒，糖尿病兼有胃寒、胃肠疾病者不宜食用过多	42
洋葱	所含的S-甲基半胱氨酸亚砜、磺脲丁酸具有降血糖的作用。含有的前列腺素A能增加肾血流量和尿量、促进钠钾排泄，这对预防糖尿病并发肾病大有帮助	洋葱挥发性物质会强烈刺激眼睛，糖尿病并发眼部疾病患者不宜食用	150
银耳	热量较低，又含有丰富的膳食纤维，有延缓血糖上升的作用。含有较多的银耳多糖，对胰岛素降糖活性有明显影响	炒菜或煮汤时加点银耳也别有一番风味，这种食用方法对糖尿病患者来说也更健康	174
空心菜	含有类胰岛素样成分，常食用有明显的降糖作用	空心菜性凉，糖尿病体质虚寒者不宜食用过多	50
魔芋	含有的葡甘聚糖等活性物质有降糖作用	糖尿病腹泻者不宜食用	136
蘑菇类	有明显的安神降压、抗疲劳、增强免疫和降血糖作用，尤其适合形体消瘦的糖尿病病人	蘑菇是高嘌呤食物，糖尿病兼有痛风患者不宜食用	178~190

吃对蔬菜排好毒 第2版

高血压

高血压患者的饮食要注意三低二高：低动物脂肪、低糖、低钠（盐），高蛋白、高膳食纤维（蔬菜）。蔬菜不仅具有较多的膳食纤维，其丰富的维生素和矿物质还对调节人体代谢有积极作用，尤其是钾元素，能促使人体钾钠平衡，降低血压。

降压蔬菜	降压功效	食用注意	页码
芹菜	含有丰富的生物类黄酮，能降低毛细血管通透性，能对抗肾上腺素的升压作用，具有降低血压和利尿作用，含量丰富的钾也能促使人体排出多余钠盐。	芹菜含有较多粗纤维，肠胃功能较弱者应将其炒软烂了再食用。食用之后不宜马上日晒，否则易留下晒斑	28
番茄	含有维生素C，可保护血管，其中的番茄红素具有降低血压的功效	将番茄煮熟，其中的番茄红素才会被人体更好地吸收	84
大蒜	所含的大蒜素有降血压的功效	大蒜对肠胃和眼睛都有一定刺激性，肠胃功能弱、有眼部疾病者不宜食用	156
洋葱	所含的前列腺素能减少外周血管和心脏冠状动脉的阻力，对抗人体内的升压物质，又能促进钠盐的排泄，从而起到降低血压的功效	洋葱挥发性物质会强烈刺激眼睛，高血压并发眼部疾病患者不宜食用	150
黑木耳	有"食品阿司匹林"的美誉，有抗血小板凝聚的作用，能阻止胆固醇在血管上沉积和凝结，是血管的清道夫	消化功能较弱的人最好将黑木耳炖煮烂熟后再食用。与红枣一起煲汤，每晚服用一小杯，更利于人体的吸收	176
海带	含有较多的海藻酸和褐藻酸，有显著的降压效果	海带性寒，食用时加些生姜可以去寒，味道也更好	170
荸荠	含有荸荠英，有降血压的作用	荸荠性寒，脾胃虚弱者不宜过多食用，炒熟加热后食用较好	146
胡萝卜	所含的槲皮素、山奈酚有一定降压功效	胡萝卜炒熟后，营养更易被吸收	120
荠菜	所含的乙酰胆碱、谷甾醇和季胺化合物有一定的降压作用	荠菜不仅可以做菜，泡茶喝也是防治高血压的很好方法	46

高血脂

高血脂患者在日常饮食中要注意控制脂肪、胆固醇和糖类的摄入量，多吃富含维生素、矿物质和膳食纤维的食物，以促进胆固醇排泄，降低血清甘油三酯的含量，还要提供优质蛋白质，其中植物性蛋白占50%以上。

降脂蔬菜	降脂功效	食用注意	页码
茄子	含有丰富的类黄酮，能使血管壁保持弹性，降低毛细血管的脆性及渗透性，保护血管正常功能。含有较多的维生素E，改善血液循环	茄子中的类黄酮绝大部分在皮上，不宜去皮食用	88
海带	海带中的甘露醇可降低血液黏稠度，减少脂肪积聚	做海带炖排骨这道菜时，尽量选择肥肉少的排骨	170
苦瓜	所含的苦瓜素有显著的清除体内多余脂肪的作用。还含有促进胆固醇代谢的果胶	苦瓜用开水略焯，可去除部分苦味，不过能吃苦的还是尽量保持原有苦味，这是对降血脂有利的成分	98
黑木耳	含有能阻止血液凝固的物质，降低血液黏度，并可预防血栓形成	食用黑木耳后不宜马上晒太阳，会留下晒斑	176
洋葱	所含的前列腺素A有扩张血管、降低血液黏度的作用，能减少外周血管和增加冠状动脉的血流量，预防血栓形成	洋葱会刺激眼睛，眼部疾病患者不宜食用	150
大蒜	其中有种叫硫化丙烯的物质，可降低人体内胆固醇	大蒜生吃效果更好，但因其对胃肠黏膜有刺激性，肠胃功能较弱者不宜生吃，也不宜一次食用过多	156
魔芋	能促进胆汁分泌，防止人体对胆固醇的过度吸收，促进其代谢	魔芋要煮熟透后才可食用，否则容易中毒	136
蘑菇类	大部分都有降低胆固醇、防止血管硬化的功效，且富含优质蛋白质，能满足高血脂患者的营养需求	烹饪蘑菇不需要加味精，蘑菇本身带有鲜味成分，而且不用味精也更健康	178~190

便秘

多喝水，食物中增加膳食纤维的摄入量，适当增加脂肪的摄入，使肠道润滑、大便变软，有利于排出。

排便蔬菜	排便功效	食用注意	页码
甘薯	含有大量膳食纤维，可促进肠胃蠕动，防治便秘	一次不可食用过多，以免胃肠胀气，冷的甘薯、没有煮熟透的甘薯更容易引起这种情况	126
竹笋	含有大量膳食纤维，可促进胃肠蠕动，减少粪便黏度，使粪便变软，利于排出，用于治疗便秘	油焖笋是道不错的防治便秘的菜，有适量油脂，又不会引起肥胖	140
玉米	含有较丰富的膳食纤维，又有较多的不饱和脂肪酸，在防治便秘的同时还能润泽皮肤	与玉米须一起食用保健效果更佳，有降血糖、降血脂、利尿等诸多功效	100
魔芋	富含大量的膳食纤维，且有促进肠道消化酶分泌的作用，能加快肠壁上沉积物的清除，有促进消化和排除毒素的作用	魔芋必须煮3个小时以上，煮熟透才可食用，否则易中毒	136
豌豆	含有大量的膳食纤维，能促进大肠蠕动，保持大便通畅，防治便秘	豌豆不易消化，且会引起腹胀，儿童不宜食用过多，胃肠胀气者不宜食用	104
扁豆	富含膳食纤维，刺激胃肠蠕动，可促进胃肠道毒素的排出，有防治便秘的功效	没有熟透的扁豆不宜食用，容易中毒。扁豆会引起腹胀，腹胀者不宜食用	102
空心菜	膳食纤维含量极为丰富，可促进肠道蠕动，加速排便，对于防治便秘有积极的作用	空心菜性凉，体质偏寒、脾胃虚弱、大便溏泻者不宜过多食用	50
西芹	比芹菜含有更多膳食纤维，润肠通便作用更强	西芹虽有降压成分，但其钠含量大大高于钾含量，高血压患者要谨慎食用	52
猴头菇	不仅含有大量的膳食纤维，且有丰富的不饱和脂肪酸和多种氨基酸，防治便秘的同时还有延缓衰老的作用	猴头菇性寒，体质偏寒、腹泻者不宜食用。猴头菇为发物，过敏症患者不宜食用	188

贫血

贫血有很多原因，因营养缺乏引起的主要有缺铁性贫血和缺乏叶酸、维生素B_{12}引起的巨幼红细胞性贫血。动物肝脏、动物瘦肉向来是补血食物的最佳来源，但对于素食者来说，知道一些补血蔬菜是很有必要的，在人们饮食中荤素比例失衡、慢性病日趋严重的今天，这显得尤为重要。

补血蔬菜	补血功效	食用注意	页码
菠菜	富含铁和维生素C，对缺铁性贫血有较好的辅助治疗作用	用开水略焯，可以去除菠菜中影响钙吸收的草酸	26
莴苣	所含的铁元素易被人体吸收利用，对缺铁性贫血患者十分有利	莴苣中的某种物质对视神经有刺激作用，视力弱者不宜过多食用，有眼疾特别是夜盲症的人也应少吃。莴苣性微寒，脾胃虚寒、大便溏泻者不宜多吃，女性在月经期间要少吃，更不宜吃凉拌莴苣	42
苋菜	其中铁的含量与菠菜近似，是名副其实的"补血良菜"	苋菜性寒凉，阴盛阳虚体质、脾虚便溏或慢性腹泻者不宜食用	62
莲藕	含有较多的铁和维生素C，能改善贫血症状，煮熟后食用补血效果更佳	生莲藕性寒，体质虚寒、脾虚泄泻者不宜食用，煮熟透后才可食用；产妇不宜过早食用	138
黑木耳	铁的含量极为丰富，可防止缺铁性贫血，且含有能阻止血液凝固的物质，可促进血液循环	黑木耳有促进血液循环的作用，出血性疾病患者和孕妇不宜食用。黑木耳有感光物质，食用后不宜马上晒太阳，否则会留下晒斑	176
黄花菜	丰富的铁含量，有助改善缺铁性贫血	鲜黄花菜含有毒物质，必需用沸水焯过，再经清水浸泡2小时以上才可食用。干黄花菜也应用温水浸泡多次。皮肤瘙痒者不可食用	164
南瓜	含有丰富的钴，能促进人体的新陈代谢，促进造血功能	南瓜和羊肉性质都较温热，且不易消化，肠胃功能不好、气滞胸闷的人两者同时食用不可过多	94

胃病

胃病三分治、七分养。下面几种蔬菜，既能促进肠胃功能的协调，又不会给肠胃增加负担。

养胃蔬菜	养胃功效	食用注意	页码
圆白菜	含有维生素U，能促进胃、十二指肠溃疡的愈合，有"天然胃菜"之称，新鲜菜汁对胃病有辅助治疗作用	维生素U不耐高温，为了保证营养成分的利用，最好生吃	38
南瓜	含有丰富的果胶，可以保护胃肠道黏膜，免受粗糙食物刺激，促进溃疡面愈合	南瓜和羊肉性质都较温热，且不易消化，肠胃功能不好、气滞胸闷的人两者同时食用不可过多	94
山药	含有黏液蛋白，有修复胃壁内膜的作用，是养胃的首选蔬菜，山药中的多种酶类还有助脾胃消化吸收	山药不宜与富含果酸的水果同时食用，如菠萝、芒果、猕猴桃、橙子，因为山药中的淀粉酶易被果酸破坏，使淀粉长时间滞留胃中，有碍消化	124
莴苣	含有莴苣素，略带苦味，可刺激消化酶分泌，增进食欲，对消化功能减弱者尤其有利	有眼疾特别是夜盲症的人应少吃。脾胃虚寒、大便溏泻者不宜多吃，女性在月经期间要少吃，更不宜吃凉拌莴苣	42
芥菜	含有大量的叶酸，有抗肿瘤的作用，还可用于辅助治疗慢性萎缩性胃炎	芥菜不易消化，小儿及消化功能不足者不宜食用，又因其性温，发热、便血者忌食	56
菜花	含有萝卜子素，可以抑制幽门螺杆菌在人体胃中兴风作浪，从而预防胃癌的发生	食用时多嚼几次，更有利于营养的吸收	160
银耳	含有银耳多糖，能保护胃肠道内壁，防止溃疡的形成	煮熟的银耳不宜放置时间过长，在细菌的分解作用下，其中所含的硝酸盐会还原成亚硝酸盐，对人体有害	174
白萝卜	所含的芥子油能促进胃肠蠕动，增进食欲、助消化	白萝卜煮熟后食用，健脾胃的功效更佳	122

感冒

蔬菜富含水分、维生素和矿物质，是防治感冒的首选食材。感冒主要有三种类型，对症选用蔬菜才能促进疾病痊愈。风寒感冒需要温热散寒，风热感冒需要清热解毒，暑湿感冒需要清热祛湿，流感需要增强人体免疫力。

抗感蔬菜	抗感功效	食用注意	页码
荠菜	荠菜所含的橙皮苷能消炎抗菌，并可增强体内维生素C的作用，抗病毒	早春是荠菜最佳食用期	46
茴香	所含的茴香油有抗菌消炎作用，茴香烯有明显的升高白细胞的作用，增强身体免疫力。且其性质温热，散寒作用强	阴虚火旺者、干燥症患者、更年期综合征患者、糖尿病患者不宜食用，否则容易上火	68
白萝卜	含有干扰素诱发剂，可以提高人体免疫力，所含的芥子油还有散寒作用	芥子油易挥发，生吃白萝卜保健功效更好。生白萝卜性凉，脾虚泄泻、先兆流产者不宜食用	122
洋葱	含有大蒜素等植物杀菌素，有很强的杀菌能力，嚼生洋葱可以预防感冒	皮肤瘙痒、眼部疾病、肺胃发炎者不宜食用洋葱，会加重症状。洋葱也不可一次食用过多，会引起眼睛模糊和胃肠胀气、排气	150
大葱	有挥发性芳香油和辣素，有抗菌消炎、抵抗病毒的作用，能发汗散寒，其葱白部分更是治疗感冒的好食材	大葱辛辣成分对胃肠道有刺激，有胃肠道炎症，特别是溃疡患者不宜食用	152
大蒜	大蒜素有很强的抗菌抗病毒作用，还有消除疲劳、增强体力的功效	大蒜不宜空腹吃，对胃肠黏膜有刺激，也不宜一次食用过多，对眼睛不利	156
生姜	辣味成分能加速血液循环，还具有杀菌、发汗的功效	生姜辛温，体质偏热、上火者不宜食用，气候干燥的秋季和需要安眠的夜晚也不可食用	158
香菇	所含多糖可调节人体免疫功能，有解毒、抗病毒的作用	香菇为发物，顽固性皮肤瘙痒症患者忌食。香菇性凉，脾胃虚寒者不宜过多食用	178

吃对蔬菜排好毒 第2版

咳嗽

咳嗽主要是肺部出了问题，叶菜和根茎类蔬菜，很多都有滋润肺部的作用。咳嗽也分寒热，肺热、肺燥型咳嗽要多吃润肺止咳的蔬菜，风寒型咳嗽要多吃散寒止咳的蔬菜。

止咳蔬菜	止咳功效	食用注意	页码
西葫芦	富含水分，又因其性质寒凉，有清热利尿、除烦止渴、润肺止咳的功效	西葫芦性寒，脾胃虚寒、大便溏泻者不宜过多食用，更不宜生吃	90
丝瓜	水分多，性凉，有清热解毒作用。丝瓜藤可入药，有止咳化痰的功效	丝瓜性凉，脾虚腹泻者不宜食用	92
苦瓜	所含的生物碱类物质奎宁，有消炎退热、清心明目的功效	苦瓜性寒，脾胃虚寒者、孕妇不宜食用	98
白萝卜	生吃白萝卜生津止渴、清热解毒。熟吃白萝卜可顺气消食、补脾化痰	生白萝卜性凉，脾虚泄泻、先兆流产者不宜食用	122
百合	含有百合多糖，有调节免疫力和抗疲劳等作用，且富含黏液质，有润肺止咳平喘的功效	百合性微寒，风寒咳嗽、脾胃虚寒、大便溏泻者不宜食用	130
荸荠	质嫩多汁，含有黏液质，有生津液、化痰润肺的作用	荸荠性寒，脾肾虚寒、大便溏泻者和孕妇不宜食用	146
银耳	含有银耳多糖，有提高身体免疫力、抗病毒等众多功效，并有润肺生津液的作用，可用于肺虚干咳的治疗	煮熟的银耳不宜放置时间过长，在细菌的分解作用下，其中所含的硝酸盐会还原成亚硝酸盐，对人体有害	174
大葱	有挥发性芳香油和辣素，有抗菌消炎、抵抗病毒的作用，能发汗散寒	大葱辛辣成分对胃肠道有刺激，有胃肠道炎症，特别是溃疡患者不宜食用	152
生姜	辣味成分能加速血液循环，还具有杀菌、发汗的功效	生姜辛温，体质偏热、上火者不宜食用，气候干燥的秋季和需要安眠的夜晚也不可食用	158

失眠

失眠患者最忌辛辣刺激性和含有咖啡因、酒精的食物，睡前吃得过于油腻也会加重肠胃负担，影响睡眠，可以多吃一些有安神助眠作用的蔬菜。

助眠蔬菜	助眠功效	食用注意	页码
菠菜	在绿叶蔬菜中菠菜的叶酸含量最高，有缓解焦虑症状的作用，有助改善睡眠	菠菜性凉，故脾胃虚寒、泄泻以及小儿脾弱者不宜过多食用。菠菜含有大量草酸，肾炎、各种结石患者不宜过多食用	26
芹菜	所含芹菜素有镇静作用，有助更快入睡	芹菜含有的粗纤维较多，且性凉，故脾胃虚寒、大便溏薄以及小儿脾弱者不宜过多食用	28
莴苣	所含的莴苣素有镇静催眠的作用，有助改善烦躁不安、难以入睡的症状	有眼疾特别是夜盲症的人应少吃。脾胃虚寒、大便溏泻者不宜多吃，女性在月经期间要少吃，更不宜吃凉拌莴苣	42
百合	所含的百合苷，有镇静和催眠的作用，能有效提高睡眠质量	百合性微寒，风寒咳嗽、脾胃虚寒、大便溏泻者不宜食用	130
莲藕	有补血、养心安神的作用	煮熟后的莲藕才能更好地发挥安眠效果	138
土豆	含有丰富的助眠物质色氨酸，还能清除妨碍色氨酸发挥催眠作用的物质	土豆宜去皮、挖去芽眼后再食用，腐烂、霉烂或生芽较多的土豆不宜食用，因含过量龙葵素，极易引起中毒	134
黄花菜	有稳定情绪、镇定安眠的作用	黄花菜中秋水仙碱会引起皮肤过敏，干制后也会有少量残余，皮肤瘙痒症患者不宜食用	164
洋葱	浸泡于红葡萄酒，有很好的安眠功效	皮肤瘙痒、眼部疾病、肺胃发炎者不宜食用洋葱，会加重症状。洋葱也不可一次食用过多，会引起眼睛模糊和胃肠胀气、排气	150

月经不调

气滞血淤和气血亏虚都是月经不调的常见病因，可多吃一些补气、理气、养血的蔬菜，蔬菜丰富的维生素和矿物质也可对调理月经起到一定的积极作用。

调经蔬菜	调经功效	食用注意	页码
菠菜	被称作"维生素的宝库"，其中丰富的铁和维生素C有助改善贫血症状，起到补血调经的作用	菠菜用开水略焯，可以去除其中影响钙吸收的草酸，有效预防女性因膳食钙摄入不足而引起的骨质疏松	26
苋菜	苋菜中铁、钙的含量都较高，且不含草酸，所含钙、铁进入人体后很容易被吸收利用	苋菜性寒凉，加点生姜烹饪更适宜经期女性食用	62
茴香	茴香油有健胃、行气的功效，有助于缓解痉挛、减轻疼痛，还有温肾暖肝、散寒止痛的作用，特别适合有痛经症状的女性食用	阴虚火旺者、干燥症患者、更年期综合征患者、糖尿病患者不宜食用，否则容易上火	68
丝瓜	丝瓜络有镇静、镇痛、抗炎等作用，丝瓜子也有止血止痛的功效	购买丝瓜时选择带瓜络的，烹饪时也不要去掉丝瓜子，这对缓解女性痛经症状有一定作用，不过丝瓜性凉，烹饪时可以加点大蒜	92
白萝卜	所含芥子油和粗纤维都能促进胃肠蠕动，及时把大肠中的有毒物质排出体外，可缓解排便不畅导致的经期腹胀腹痛	白萝卜不要煮得烂熟，以免其中辣味的芥子油成分损失过多	122
莲藕	含有较多的铁和维生素C，能改善贫血症状，煮熟后食用补血效果更佳	生莲藕性寒，煮熟透后才可食用；产妇不宜过早食用	138
生姜	辣味成分有促进血液循环、发汗的功效，能显著改善寒冷引起的经期腹痛症状	与红糖搭配食用，调理月经的效果更佳	158
黑木耳	铁的含量极为丰富，能养血安神，对调理月经有一定的帮助	黑木耳有促进血液循环的作用，出血性疾病患者和孕妇不宜食用	176

瘦身

蔬菜富含膳食纤维和水分，热量和脂肪含量都极低，丰富的维生素和矿物质还可促进人体新陈代谢，是减肥瘦身的良好食物。

瘦身蔬菜	瘦身功效	食用注意	页码
魔芋	含有大量的膳食纤维和水分，大量的魔芋葡甘聚糖可消除饥饿感，所含热量却微乎其微。魔芋还能促进消化酶分泌，促进食物的消化和体内毒素的排出	生魔芋有毒，必须煎煮3小时以上，煮熟透才可食用	136
冬瓜	其中所含的丙醇二酸能有效防止体内脂肪堆积，还能消耗人体多余的脂肪。冬瓜瓤中有胡芦巴碱，促进人体新陈代谢，也能抑制糖类转化为脂肪	冬瓜性微寒，脾虚泄泻者、女性痛经者不宜食用	96
黄瓜	所含的丙醇二酸，可抑制糖类物质转变为脂肪。黄瓜酶能有效地促进人体新陈代谢，排出体内堆积的废物	黄瓜性凉，脾胃虚寒者不宜食用	86
番茄	富含果胶，食用后容易有饱腹感，并能减少脂肪吸收，且其热量极低，有助减肥瘦身	番茄性微寒，肠胃功能不好者不宜过多食用。未成熟的青色番茄有毒，不宜食用	84
辣椒	所含的辣椒素，有燃烧体内脂肪的作用，减少体内脂肪的堆积	痔疮患者、有眼部疾病者、胃肠功能不佳者、各种溃疡症患者、慢性胆囊炎患者和产妇不宜食用辣椒	82
白萝卜	含有辛辣成分芥子油，促进脂肪新陈代谢，避免脂肪在皮下堆积	生吃的减肥效果最好，不喜欢生白萝卜的味道，也可加点醋和白糖腌渍后食用	122
豆芽菜	含有较丰富的膳食纤维，促进胃肠道毒素的排出，较多的天冬氨酸还能消除减肥时的疲劳感	豆芽菜性寒，脾胃虚寒、腹泻者不宜过多食用，与生姜搭配食用，可去寒	168
银耳	含有较多粗纤维，可促进胃肠蠕动，减少脂肪在体内堆积，其多糖成分还有显著的降血脂功效	煮熟的银耳不宜放置时间过长，否则对人体有害	174

吃对蔬菜排好毒 第2版

美肤

漂亮的肌肤需要有充足的水分、蛋白质，丰富的维生素和矿物质，以及适量的脂肪，蔬菜的营养构成与这种需求十分贴合，其中有一些尤其能让肌肤光彩照人。

美肤蔬菜	美肤功效	食用注意	页码
油菜	富含维生素C、胡萝卜素和钙、铁，可维持人体黏膜及上皮组织正常生长，对于抵御皮肤过度角质化有很大帮助	隔夜熟油菜致癌物亚硝酸盐含量大大上升，不宜再食用	30
小白菜	含有大量胡萝卜素和维生素C，进入人体后，可促进皮肤细胞代谢，防止皮肤粗糙及色素沉着，使皮肤光洁	小白菜性凉，脾胃虚寒、大便溏泻者不宜多吃，更不宜生吃	34
番茄	富含果酸，有较多的维生素C，可使肌肤更嫩白。所含番茄红素有很强的抗氧化作用，能延缓皮肤衰老	番茄性微寒，肠胃功能不好者不宜过多食用。未成熟的青色番茄有毒，不宜食用	84
黄瓜	黄瓜酶有很强的生物活性，能有效地促进人体新陈代谢。用黄瓜捣汁涂擦皮肤，有润肤、去皱纹的功效	黄瓜性凉，脾胃虚寒者不宜食用	86
辣椒	其中的维生素C含量在蔬菜中是比较高的，所含辣素还有促进血液循环的功效，使肌肤更红润有光泽	痔疮患者、有眼部疾病者、胃肠功能不佳者、各种溃疡症者、慢性胆囊炎患者和产妇不宜食用辣椒	82
丝瓜	含有较多的B族维生素，可防止皮肤老化，又有美白皮肤的维生素C等成分，能保护皮肤、消除色斑，使皮肤洁白、细嫩，故丝瓜汁有"美人水"之称	丝瓜性凉，脾虚腹泻者不宜食用	92
冬瓜	冬瓜子中含有亚油酸、瓜氨酸，具有抑制体内黑色素沉积的活性，是很好的润肤美容成分	冬瓜性微寒，脾虚泄泻者、女性痛经者不宜食用	96
银耳	银耳多糖可润泽皮肤、祛除脸部黄褐斑和雀斑，有延缓皮肤衰老的作用	煮熟的银耳不宜放置时间过长，否则对人体有害	174

孕产期
呵护

孕期前3个月，叶酸是营养补充的重点，碘和锌对宝宝的智力发育有很大影响。孕产期女性钙、铁损失较多，尤其要注意补充。

孕产期最佳蔬菜	呵护功效	食用注意	页码
菠菜	能提供丰富的叶酸，且富含铁和维生素C，预防孕期贫血	烹饪前用开水略焯，可以去除影响钙吸收的草酸	26
圆白菜	富含叶酸，且丰富的维生素C能防止和减少妊娠斑生成	圆白菜含有的粗纤维量多，且质硬，故脾胃虚寒、腹泻者不宜食用	38
莴苣	所含莴苣素可刺激消化酶分泌，还有镇静催眠的作用，对孕产期消化功能减弱、烦躁不安尤其有利。钾含量大大高于钠含量，可改善孕期水肿症状	视力弱者不宜过多食用，有眼疾特别是夜盲症的人也应少吃。脾胃虚寒、大便溏泻者不宜多吃	42
芥菜	含有大量的叶酸和丰富的胡萝卜素和维生素C，可提高人体自身免疫力、缩短产后恢复时间	芥菜性温，发热、便血者忌食	56
苋菜	钙、铁、蛋白质、胡萝卜素含量都很高，且容易被人体吸收利用，有利于提高身体免疫力、强壮体质。还含有丰富的叶酸	苋菜性寒凉，阴盛阳虚体质、脾虚便溏或慢性腹泻者不宜食用。与大蒜搭配食用，可以降低寒凉性	62
番茄	所含番茄红素是优良的抗氧化剂，能防治妊娠斑。丰富的果酸和维生素C使孕妈妈容光焕发。较多的果胶有助排除胃肠道毒素	番茄煮熟后，其中的番茄红素才更有利于人体吸收	84
白萝卜	所含淀粉酶可增强肠胃消化功能，芥子油能促进肠道毒素的排出，干扰素诱发剂可提高孕妈妈的免疫力	生白萝卜性凉，脾虚泄泻、先兆流产者不宜食用	122

婴幼儿喂养

蛋白质是婴幼儿成长的营养基础，不饱和脂肪酸可促进智力发育，维生素、矿物质则能促进生长发育并维持正常生理功能。4个月以上的宝宝可以开始添加蔬菜汁，刚开始添加时兑入一些开水稀释，5个月以上可以添加菜泥，8个月后就可以吃固体蔬菜了。

婴幼儿金牌蔬菜	喂养功效	食用注意	页码
菠菜	富含叶酸、铁和维生素C，可防治宝宝贫血。含有较多的胡萝卜素，能维护视力和上皮细胞的健康，提高宝宝预防传染病的能力	用沸水将菠菜焯一下，去除其中影响钙吸收的草酸。用开水煮后，取菜汁，如果保留部分菜渣，就做成菜泥	26
胡萝卜	含有大量胡萝卜素，可使宝宝眼睛更明亮，且有助于增强免疫功能	哺乳期的妈妈每天多喝些胡萝卜汁，奶汁质量更好。胡萝卜切薄片后，加适量清水煮烂熟，取汁或带渣食用	120
番茄	所含的番茄红素能维持宝宝皮肤和血管的健康，还有利尿和抑菌的作用。丰富的果酸和维生素C，使宝宝的肌肤更加嫩白红润	适合5个月以上的宝宝食用，年龄太小容易腹泻。番茄去皮，切碎，用干净的纱布把切碎的番茄包裹后挤出汁水饮用	84
芹菜	有特殊的挥发性精油，使宝宝胃口大开	芹菜含有较多粗纤维，适合做成菜汁，供4个月以上的宝宝食用	28
圆白菜	所含的维生素U，可保护宝宝的肠胃。果胶及膳食纤维可帮助宝宝排便	圆白菜含有的粗纤维量多，且质硬，故脾胃虚寒、腹泻以及脾弱的宝宝不宜多吃。	38
黄瓜	所含的苦味素能提高宝宝的免疫力。黄瓜酶能有效地促进宝宝的新陈代谢，有利于生长发育	黄瓜性凉，脾胃虚寒的宝宝不宜食用	86
西蓝花	类黄酮、蛋白质、胡萝卜素、叶酸和各种矿物质的含量都远远高于菜花，可促进宝宝的身体发育和各器官功能协调	西蓝花洗净，用盐水泡5分钟后，掰成小朵，用开水焯熟，再榨成汁即可	162

老年人保健

老年人的各器官生理功能衰退，免疫力减弱，容易出现便秘、失眠、健忘等亚健康症状。蔬菜含有丰富的维生素、矿物质和膳食纤维，十分符合老年人的生理需求，特别是下列几种蔬菜，有助老年人延年益寿。

老年人保健蔬菜	保健功效	食用注意	页码
香菇	调节人体免疫功能、防癌抗癌、保护肝脏、解毒、抗病毒，还能清除人体自由基，延缓衰老。降血压、降胆固醇、降血脂、保护肝脏，预防动脉硬化、肝硬化等疾病	香菇为发物，顽固性皮肤瘙痒症患者忌食。香菇性凉，脾胃虚寒者不宜过多食用	178
洋葱	抗寒、提神，抵御流感病毒，有较强的杀菌作用，还能刺激消化腺分泌，增进食欲、促进消化。降血压，预防血栓形成。控制癌细胞的生长	皮肤瘙痒、眼部疾病、肺胃发炎者不宜食用洋葱，会加重症状。洋葱也不可一次食用过多，会引起眼睛模糊和胃肠胀气、排气	150
白萝卜	增进食欲，助消化，促进身体排毒，提高人体免疫力，抑制肿瘤的发展。生吃白萝卜生津止渴、清热解毒。熟吃白萝卜可顺气消食、补脾化痰	生白萝卜性凉，脾虚泄泻、先兆流产者不宜食用	122
海带	可防治肾功能衰竭、老年性水肿、药物中毒、动脉硬化、慢性气管炎、慢性肝炎、贫血、水肿等疾病，有显著的降压效果，并能使头发乌黑亮泽	海带性寒，体质偏寒、脾虚腹泻者不宜过多食用	170
口蘑	提高人体免疫力、抗病毒、抗肿瘤、润泽皮肤、延缓衰老、降低胆固醇，调节甲状腺功能，是肥胖者和高血压患者的食疗佳品，还能预防糖尿病的发生	口蘑含有较多的磷，而钙含量较低，搭配富含钙的食物食用，可使营养更均衡	180

吃对蔬菜排好毒 第2版

老年人保健蔬菜	保健功效	食用注意	页码
甘薯	延缓衰老、预防老年痴呆，并有抗癌防癌的功效	甘薯不宜食用过多，其中含有气化酶，食用过多会引起腹胀、烧心、反酸	126
玉米	保护视力，预防老年性黄斑病变和白内障的发生，还有抗癌和阻止癌细胞扩散的作用，能延缓皱纹的产生，对心脑血管病人也十分有利	玉米的生糖指数在蔬菜中是较高的，糖尿病患者不宜过多食用	100
茄子	有助于防治高血压、冠心病、动脉硬化和出血性紫癜，改善血液循环、延缓皮肤衰老	茄子性寒，脾胃虚寒者不宜食用	88
大蒜	杀菌抗炎，预防感冒，减轻发烧、咳嗽、喉痛及鼻塞等感冒症状。降低胆固醇、调节血压，可抑制血栓的形成和预防动脉硬化。保护肝脏，防治癌症，降血糖	大蒜不宜空腹吃，否则对胃肠黏膜有刺激；也不宜一次食用过多，否则对眼睛不利	156
黑木耳	补血养血，预防血栓形成，防治动脉粥样硬化和冠心病。能将残留在人体消化系统内的灰尘、杂质吸附集中起来排出体外。化解胆结石、肾结石等内源性异物。有抗肿瘤活性物质，能增强身体免疫力	黑木耳有促进血液循环的作用，出血性疾病患者不宜食用	176
生姜	加速血液循环，刺激胃液分泌，帮助消化，还具有杀菌、发汗、止呕的功效。抗衰老，去除老年斑的效果尤为显著	生姜辛温，体质偏热、上火者不宜食用，气候干燥的秋季和需要安眠的夜晚也不可食用	158
西蓝花	抗癌作用显著，尤其对前列腺癌、乳腺癌、直肠癌和胃癌有较强的辅助治疗效果。对淤青长时间不消退者尤为有利	烹饪前将西蓝花掰成小朵，再用清水清洗，才能将残留农药和寄生虫清除干净	162
胡萝卜	补肝明目，有助于增强身体的免疫功能，对预防上皮细胞癌变具有重要作用。降血糖，降血脂，降压、强心	胡萝卜不可过多食用，吃多了易使皮肤发黄。胡萝卜素易溶于油脂，与适量油脂一起摄入才能更好吸收	120

抗辐射

电磁辐射对人体的危害与其导致人体过氧化有关。除了避免和电磁波的"亲密接触"外，饮食调理也能对抗电磁辐射对身体的危害。蔬菜中的微量元素硒和维生素是起到抗辐射作用的主要成分。

抗辐射蔬菜	抗辐射功效	食用注意	页码
油菜	油菜含胡萝卜素，可增强身体对辐射的抵抗力	隔夜熟油菜致癌物亚硝酸盐含量大大上升，不宜再食用	30
圆白菜	富含维生素C，能防止皮肤色素沉淀；含有维生素U，能促进胃、十二指肠溃疡的愈合，新鲜菜汁对胃病有治疗作用	圆白菜中的维生素C和维生素U都不耐高温，为了保证营养成分的利用率，最好生吃	38
芥菜	含有丰富的胡萝卜素和维生素C，有很好的明目、美肤作用，还可提高人体自身免疫力、缩短疾病恢复时间	芥菜不易消化，小儿及消化功能不足者不宜食用，又因其性温，发热、便血者忌食。芥菜不宜生吃，也不宜过多食用	56
番茄	番茄红素是优良的抗氧化剂，能清除人体内的自由基	番茄性微寒，肠胃功能不好者不宜过多食用。未成熟的青色番茄有毒，不宜食用	84
黄瓜	含有的苦味素能提高人体免疫力	黄瓜性凉，脾胃虚寒者不宜食用	86
胡萝卜	含有大量胡萝卜素，进入人体后，其中的50%变成维生素A，有补肝明目的作用，且有助于增强身体的免疫功能	不可过多食用，因为胡萝卜素会沉积于皮肤表面，使皮肤发黄；不宜生吃，其中的胡萝卜素易溶于油脂，与适量油脂一起摄入才能更好吸收	120
银耳	银耳中的银耳多糖，有提高身体免疫力、抗肿瘤、抗病毒、抗辐射、延缓衰老、降血糖、降血脂等众多功效	吃剩的银耳不宜放在冰箱中冷藏，否则易碎并造成营养成分大量流失。煮熟的银耳不宜放置时间过长，否则其中所含的硝酸盐会还原成亚硝酸盐，对人体有害	.174

抗疲劳

蔬菜含有的多种维生素和矿物质对于维持人体的智力和体力十分重要。维生素C有助于保持认识活动（记忆和学习）的有效进行，磷、钾、镁等矿物质可以使人体功能协调，增强细胞活力以及肠胃功能，促进消化液分泌、消除疲劳。同时蔬菜中含有较多的碱性物质，可中和体内的乳酸，降低血液和肌肉的酸度，增强身体的耐力，因而达到抗疲劳的目的。

抗疲劳蔬菜	抗疲劳功效	食用注意	页码
雪里蕻	雪里蕻钙、钾含量高，具有明显的补钙和提神醒脑、消除疲劳的功效	雪里蕻含有较多粗纤维，肠胃功能不全者不宜过多食用，腌制后的雪里蕻钠盐含量高，不宜给高血压患者食用	64
毛豆	毛豆中的钾含量很高，钠含量极低，可以帮助弥补因出汗过多而导致的钾流失，从而缓解疲劳和增进食欲	对毛豆有过敏反应者不宜食用。毛豆的粗纤维含量较多，胃肠功能不全者不宜过多食用	112
百合	百合多糖具有抗肿瘤、降血糖、调节免疫力和抗疲劳等作用	百合性微寒，风寒咳嗽、脾胃虚寒、大便溏泻者不宜食用	130
大蒜	所含大蒜素具有较强的消除疲劳、增强体力的功效	胃溃疡患者和眼部疾病患者不利，不宜食用；不宜空腹吃，也不宜一次食用过多	156
黄花菜	对注意力不集中、记忆力减退、脑动脉阻塞等症状有特殊疗效	黄花菜中的秋水仙碱会引起皮肤过敏，干制后也会有少量残余，皮肤瘙痒症患者不宜食用	164
豆芽菜	比大豆含有更多的矿物质和氨基酸成分，能提高人体对其营养成分的利用率，天冬氨酸的大量增加能减少体内乳酸堆积、消除疲劳	豆芽菜性寒，脾胃虚寒、腹泻者不宜过多食用，与生姜搭配食用，可去寒	168
金针菇	金针菇具抗菌消炎、抗疲劳、保护胃肠道、降低胆固醇、防治心脑血管疾病等作用	新鲜金针菇食用前浸泡1~2小时，并用大火煮至少10分钟，可有效去除其中所含的秋水仙碱	182

抗压力

现代人普遍面临各种压力，精神非常容易紧张，蔬菜能调节身体解毒功能，富含镁的各种深绿色叶菜对抵抗压力最为有益。多吃维生素和矿物质含量丰富的蔬菜，有助于稳定情绪、消除身心疲劳。

抗压力蔬菜	抗压功效	食用注意	页码
鸡毛菜	鸡毛菜含维生素B_1、维生素B_6、泛酸等营养成分，能缓解精神紧张，有助于保持平静的心态，增强抗压能力	脾胃虚寒、大便溏薄者不宜多食；鸡毛菜不宜生食	78
白萝卜	生吃白萝卜生津止渴、清热解毒。熟吃白萝卜可顺气消食、补脾化痰	生白萝卜性凉，脾虚泄泻、先兆流产者不宜食用	122
百合	有镇静和催眠的作用，能有效提高睡眠质量	百合性微寒，风寒咳嗽、脾胃虚寒、大便溏泻者不宜食用	130
香葱	具有发汗散热、增进食欲的作用	溃疡患者不宜食用，有狐臭、爱出汗者不宜过多食用	154
菜花	菜花含有丰富的维生素C，可增强肝脏解毒能力，提高身体的免疫力	菜花常有残留的农药，还容易生菜虫，食用前，可将菜花放在盐水中浸泡几分钟，让菜虫自己跑出，还有助于去除残留农药	160
豆芽菜	比大豆含有更多的矿物质和氨基酸成分，能提高人体对其营养成分的利用率，天冬氨酸的大量增加能减少体内乳酸堆积、消除疲劳	豆芽菜性寒，脾胃虚寒、腹泻者不宜过多食用，与生姜搭配食用，可去寒	168
芹菜	芹菜中的芹菜素有降压、镇静作用，对神经衰弱有辅助治疗作用	芹菜食用过多会抑制睾丸酮的生成，减少精子数量，育龄男子要少吃	28
莴苣	莴苣中莴苣素有镇静催眠作用，对消化功能减弱，烦燥不安者有利	腹泻者，女性经期要少吃	42

抗衰老

人体衰老与"氧自由基"有关，人体内氧自由基积累越多，衰老得越快。蔬菜不仅提供人体所需的一些维生素、矿物质和纤维素等，而且还含有许多植物抗氧化物质，如人所熟知的抗氧化维生素C、维生素E和胡萝卜素以及一些蔬菜含有的类黄酮、花色素类物质。

抗衰老蔬菜	抗衰老功效	食用注意	页码
菠菜	菠菜富含多种维生素，女性每天吃30克左右的新鲜菠菜，比吃1250毫克的维生素C或喝3杯红葡萄酒的抗衰老效果更好	菠菜性凉，故脾胃虚寒、泄泻以及小儿脾弱者不宜过多食用。菠菜含有大量草酸，肾炎、各种结石患者不宜过多食用	26
椿芽	含有与性激素相似的物质及且含有较多的维生素E，抗衰老和滋阴壮阳功效卓著	慢性病患者不宜过多食用	66
茄子	含有较多的维生素E，可改善血液循环、延缓皮肤衰老	茄子性寒，脾胃虚寒者、孕妇不宜食用；老茄子，含有较多茄碱，不宜过多食用	88
甘薯	所含脱氢表雄酮成分，参与睾酮、雌激素、黄体酮和皮质醇的生成，能延缓人的衰老、预防老年痴呆，并有抗癌防癌的功效	不宜食用有黑斑的甘薯；甘薯不宜和柿子同时食用；甘薯不宜食用过多，否则容易引起腹胀、烧心、反酸	126
牛蒡	促进肠道益生菌生长，增强免疫力，具有明显的降血糖、降血压功效，含有多种抗菌消炎及抗癌成分	特别适合糖尿病患者、肾炎患者、心脑血管疾病患者及癌症患者食用	128
生姜	辣味成分能对抗人体自由基，具有抗衰老、养颜护肤的功效，去除老年斑的效果尤为显著	生姜辛温，体质偏热、上火者不宜食用；烂姜、冻姜不宜食用，生姜变质后会产生致癌物	158
黄花菜	含大量的磷和较多的维生素E，有健脑、抗衰老的功效，对注意力不集中、记忆力减退、脑动脉阻塞等症状有特殊疗效，故人们称之为"健脑菜"	黄花菜中的秋水仙碱会引起皮肤过敏，干制后也会有少量残余，皮肤瘙痒症患者不宜食用	164

抗衰老蔬菜	抗衰老功效	食用注意	页码
银耳	具有提高身体免疫力、抗肿瘤、抗病毒、抗辐射、延缓衰老、降血糖、降血脂等众多功效，可润泽皮肤、祛除脸部黄褐斑和雀斑	煮熟的银耳不宜放置时间过长，因为在细菌的分解作用下，其中所含的硝酸盐会还原成亚硝酸盐，对人体有害	174
香菇	所含多糖可调节人体免疫功能、防癌抗癌、保护肝脏、解毒、抗病毒，还能清除人体自由基，有延缓衰老的作用	香菇为发物，顽固性皮肤瘙痒症患者忌食。香菇性凉，脾胃虚寒者不宜过多食用	178
口蘑	所含多糖成分能提高人体免疫力、抗病毒、抗肿瘤、润泽皮肤、延缓衰老	市场采购的泡在液体中的袋装口蘑，食用前一定要多漂洗几遍，以去除保鲜剂	180
猴头菇	猴头菇中含有多种氨基酸，能提高人体免疫力、延缓衰老	体质偏寒、腹泻者不宜食用。猴头菇为发物，过敏症患者不宜食用	188
榛蘑	能有效延缓衰老、防治血管硬化、润泽肌肤	与仔鸡搭配食用，营养互为补充，味道也很鲜美	190

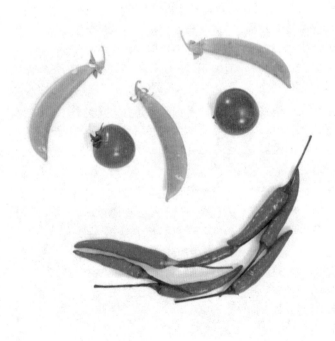

防癌抗癌

自然界中存在着许多防癌抗癌物质，其中最容易选择的是蔬菜。科学家们研究证实，科学地选择食用蔬菜对预防癌症的发生有着重要的作用。

防癌抗癌蔬菜	保健功效	食用注意	页码
菠菜	所含叶酸能有效预防孕妇宫颈癌的发生	菠菜性凉，故脾胃虚寒、泄泻以及小儿脾弱者不宜过多食用，含有大量草酸，肾炎、各种结石患者不宜过多食用	26
芹菜	富含粗纤维，可抑制致癌物质生成，预防胃肠道癌症	脾胃虚寒、大便溏薄以及小儿脾弱者不宜过多食用；育龄男子要少吃	28
小白菜	富含膳食纤维，可减少动脉粥样硬化的形成，保持血管弹性；促进大肠蠕动，促使毒素排出，发挥防癌抗癌作用	烹饪宜用大火快炒，可减少营养损失	34
大白菜	含吲哚-3-甲醇物质，有助于分解和乳腺癌有关的雌激素，降低乳腺癌的发病率	不要吃烂白菜，因为大白菜在腐烂过程中亚硝酸盐含量上升	36
圆白菜	含有较多微量元素钼，能抑制致癌物亚硝胺的合成，所含果胶及大量粗纤维能促进排便，排出肠内毒素，达到防癌作用	脾胃虚寒、腹泻以及小儿脾弱者不宜多吃，腹腔和胸外科手术后、胃肠溃疡出血特别严重时及肝病时不宜食用	38
莴苣	可促进肠道蠕动，帮助大便排泄，用于治疗各种便秘，并有助于预防胃肠道癌症	视力弱者不宜过多食用，有眼疾特别是夜盲症的人也应少吃	42
韭菜	促进胃肠蠕动，治疗便秘，预防胃肠道癌症	消化不良、脾胃虚热者不宜食用；不宜一次过多食用	44
芥菜	所含二硫酚硫酮具有抗癌作用	脾虚泄泻者不要过多食用	56
空心菜	可促进肠道蠕动，加速排便，对于防治便秘及减少肠道癌变有积极的作用	体质偏寒、脾胃虚弱、大便溏泻者不宜过多食用	50

防癌抗癌蔬菜	保健功效	食用注意	页码
西芹	能促进体内毒素排出，达到预防结肠癌的目的，其中的木质素成分更有抑菌消炎的作用	脾胃虚寒、大便溏薄以及小儿脾弱者不宜多吃；育龄男子要少吃；高血压患者也要谨慎食用	52
芥蓝	芥蓝中硫代葡萄糖苷的降解产物萝卜硫素是迄今发现的蔬菜中最强的抗癌成分	芥蓝有苦涩味，炒前用沸水焯过可稍微去除苦味，炒时加入少量糖和酒，糖能够掩盖它的苦涩味，料酒可以起到增香的作用	58
雪里蕻	雪里蕻中的叶酸含量在蔬菜中含量较高，可预防孕妇宫颈癌	雪里蕻含有较多粗纤维，肠胃功能不全者不宜过多食用；腌制后的雪里蕻钠盐含量较高，不宜过多食用。腌制后的头几天，亚硝酸盐含量上升，不宜食用	64
莼菜	莼菜黏液中有多糖成分，有清热解毒、杀菌消炎、防癌抗癌的作用，并能增强身体免疫力	莼菜性寒，脾胃虚寒、大便溏泻者不宜过多食用，女性经期和孕妇产后忌食	70
娃娃菜	富含维生素和硒，有助于提高人体抗氧化性，起到防癌抗癌的作用	胃寒腹痛、大便溏泻及寒痢者不可多食；腐烂的娃娃菜不能吃	74
番茄	番茄红素是优良的抗氧化剂，能清除人体内的自由基，抑制视网膜黄斑变性，预防心血管疾病，有效地减少各种癌症的发生，防癌效果高于β-胡萝卜素	肠胃功能不好者不宜过多食用；未成熟的青番茄有毒，不宜食用	84
黄瓜	所含苦味素能提高人体免疫力，抗肿瘤，该物质还可治疗慢性肝炎和迁延性肝炎，能延长原发性肝癌患者的生存期	脾胃虚寒者不宜食用	86
茄子	所含茄碱对胃癌、结肠癌与子宫癌有一定抑制作用	脾胃虚寒者、孕妇不宜食用；老茄子含有较多茄碱，不宜过多食用	88
南瓜	所含的甘露醇有润肠通便作用，可减少粪便中毒素对人体的危害，预防结肠癌的发生	肠胃功能不好、气滞胸闷的人，与羊肉同时食用不可过多	94

防癌抗癌蔬菜	保健功效	食用注意	页码
苦瓜	苦瓜子中提炼出的胰蛋白酶抑制剂，可以抑制癌细胞所分泌出来的蛋白酶，阻止恶性肿瘤生长	脾胃虚寒者、孕妇不宜食用	98
玉米	玉米中的玉米黄质是强抗氧化剂，能保护视力，预防老年性黄斑病变和白内障的发生，还有抗癌和阻止癌细胞扩散的作用	糖尿病患者不宜当作主食过多食用；霉变的玉米产生了致癌物，不宜食用	100
蚕豆	蚕豆皮中含有大量的膳食纤维，能降低胆固醇、促进胃肠蠕动，有预防胃肠道癌症的作用	过敏者不宜食用；脾胃功能较弱者不宜过多食用；不可生吃	108
菱角	有抗癌防癌的效果，菱角壳和菱角蒂抗癌效果更佳，可以煮汤食用	消化不良、脾胃功能不好者不宜食用	116
胡萝卜	胡萝卜含有大量胡萝卜素，进入人体后，其中的50%变成维生素A，有补肝明目的作用，且有助于增强身体的免疫功能，对预防上皮细胞癌变具有重要作用	育龄女性不宜食用过多的胡萝卜；喝酒时不宜食用胡萝卜	120
白萝卜	含有能分解致癌物亚硝胺的酶类和干扰素诱发剂，可以提高人体免疫力，抑制肿瘤的发展，有很好的防癌抗癌功效，特别是可降低结肠癌的发病率	脾虚泄泻、先兆流产者不宜食用；不可与人参同时食用	122
山药	含脱氢表雄酮成分，参与睾酮、雌激素、黄体酮和皮质醇的生成，能延缓人的衰老、预防老年痴呆，并有抗癌防癌的功效	便秘者、体质燥热的人不宜食用，发烧时不宜食用；不宜与富含果酸的水果同时食用	124
甘薯	可促进肠胃蠕动，防止便秘，预防胃肠道癌症的发生	不宜食用有黑斑的甘薯；甘薯不宜和柿子同时食用；甘薯不宜过多食用	126

防癌抗癌蔬菜	保健功效	食用注意	页码
牛蒡	牛蒡中的牛蒡苦素和牛蒡苷元都具有抗癌作用	特别适合糖尿病患者、肾炎患者、心脑血管疾病患者及癌症患者食用	128
百合	含有百合多糖，有抗肿瘤、降血糖、调节免疫力和抗疲劳等作用，是体质虚弱者、癌症患者和糖尿病患者的食疗佳品	百合性微寒，风寒咳嗽、脾胃虚寒、大便溏泻者不宜食用	130
芋头	芋头含有一种黏液蛋白，可促使人体产生免疫球蛋白，提高身体抵抗力，在对抗癌症和放化疗手术康复过程中有积极作用	芋头中的黏液会刺激咽喉，煮熟透后再食用可消除其刺激性。一次不可食用过多芋头，否则会造成胃肠胀气。芋头不可与醋搭配食用	132
土豆	所含酚类物质能抑制致癌物活化，有显著的防癌功效	土豆宜去皮、挖去芽眼后再食用，腐烂、霉烂或生芽较多的土豆不宜食用	134
竹笋	含有大量粗纤维，可促进胃肠蠕动，对胃肠道癌症的预防有积极作用	宜与谷类、脂肪含量高的食物搭配食用	140
芦笋	含有较多的硒，能阻止致癌物质过氧化物和自由基的形成，防止基因突变，提高对癌的抵抗力。所含酰胺酶及大量的叶酸、核酸的强化作用，能有效控制癌细胞的生长。富含叶酸，可预防宫颈癌和胎儿畸形	嘌呤含量较高，痛风患者不宜食用；所含纤维较粗，不宜生吃；保存时间不宜超过1周，以防纤维化、老化	144
荸荠	所含荸荠英成分能抑制流感病毒，还具有预防癌肿的作用	脾肾虚寒、大便溏泻者和孕妇不宜食用；不宜生吃	146
慈姑	慈姑含有多种生物碱，有防癌抗癌肿、解毒消痈作用，常用于预防各种肿瘤	脾胃虚弱、大便溏泻者不宜食用，孕妇也要谨慎食用。慈姑对铅等重金属具有较强的吸收、积累能力，为保证食用安全，要认真去除表皮，还要把顶芽抠掉	148

吃对蔬菜排好毒 第2版

防癌抗癌蔬菜	保健功效	食用注意	页码
洋葱	所含栎皮黄素是目前所知最有效的天然抗癌物质之一，它能控制癌细胞的生长	皮肤瘙痒、眼部疾病、肺胃发炎者不宜食用洋葱，否则会加重症状。不可一次食用过多，否则会引起眼睛模糊和胃肠胀气、排气	150
大葱	含有较多的微量元素硒，可降低胃液内的亚硝酸盐含量，对预防胃癌等多种癌症有一定作用	有胃肠道炎症、肠道溃疡患者不宜食用。大葱有发汗作用，狐臭患者、爱出汗者不宜过多食用	152
香葱	所含胶质可明显地减少结肠癌的发生，蒜辣素成分也可以抑制癌细胞的生长	溃疡患者不宜食用，有狐臭、爱出汗者不宜过多食用	154
大蒜	含有较多的微量元素硒，有清除毒素、抑制肿瘤细胞生长的作用，减轻肝脏的解毒负担，保护肝脏，预防癌症	大蒜不宜空腹吃，对胃肠黏膜有刺激，也不宜一次食用过多，否则对眼睛不利	156
菜花	含有丰富的维生素C，可增强肝脏解毒能力，并能提高身体的免疫力，在预防胃癌、乳腺癌方面效果尤佳	食用前，将菜花放在盐水中浸泡几分钟，可让菜虫自己跑出，且有助于去除残留农药	160
西蓝花	类黄酮、蛋白质、胡萝卜素、叶酸和各种矿物质的含量都远远高于菜花，抗癌作用也更显著，尤其对前列腺癌、乳腺癌、直肠癌和胃癌有较强的辅助治疗效果	质地柔嫩，纤维少，水分多，凉拌或做色拉较适宜	162
黄花菜	含有较多维生素K和冬碱，有止血消炎、利尿安神、健胃和预防胃肠道癌症的功效	黄花菜中的秋水仙碱会引起皮肤过敏，干制后也会有少量残余，皮肤瘙痒症患者不宜食用	164
豆芽菜	含有丰富的维生素C、膳食纤维和核黄素，能有效预防心脑血管疾病、消化道癌变	脾胃虚寒、腹泻者不宜过多食用，与生姜搭配食用可去寒	168
香菇	所含多糖具有调节人体免疫功能、防癌抗癌、保护肝脏、解毒、抗病毒以及清除人体自由基的作用	香菇为发物，顽固性皮肤瘙痒症患者忌食。香菇性凉，脾胃虚寒者不宜过多食用	178

防癌抗癌蔬菜	保健功效	食用注意	页码
口蘑	口蘑中的硒能被人体很好地吸收利用，有抗癌、降低胆固醇的作用，并能调节甲状腺功能、提高人体抵抗力	口蘑含有较多的磷，而钙含量较低，搭配富含钙质的食物食用，使营养更均衡	180
金针菇	所含金针菇素有增强人体免疫力的作用，它和多糖成分都有抗癌防癌的功效	金针菇性凉，脾胃虚寒、腹泻者不宜过多食用	182
草菇	富含优质蛋白质，人体必需的8种氨基酸齐全，且含量高，具有抗癌作用	草菇性寒，脾胃虚寒、腹泻者不宜食用	184
平菇	含有平菇素和酸性多糖体等生理活性物质，有抗菌、抗病毒、预防肝炎和癌症的作用	平菇与肉类搭配食用，不仅有相互提鲜的作用，更能在营养上互补。与牛奶或是鲫鱼搭配食用，滋补身体效果更佳	186
猴头菇	含有多糖、多肽等物质，能抑制癌细胞中遗传物质的合成，有利于预防各种类型的癌症	猴头菇性寒，体质偏寒、腹泻者不宜食用。猴头菇为发物，过敏症患者不宜食用	188
榛蘑	含有抗癌化学成分紫杉酚，临床常用紫杉酚制剂来治疗卵巢癌和乳腺癌等癌症，延长病人的生存期	特别适合女性、老年人、食欲不振者、皮肤干燥者、视力减退者和癌症患者食用	190

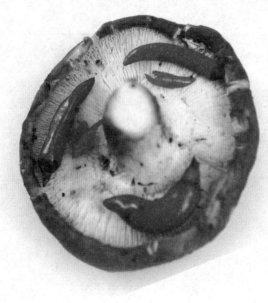

调理肠胃

蔬菜含有丰富的膳食纤维，能刺激胃液分泌和肠道蠕动，增加食物与消化液的接触面积，有助于人体消化吸收食物，促进代谢废物排出，并防止便秘，起到调理肠胃的作用。

调理肠胃蔬菜	调理肠胃功效	食用注意	页码
茼蒿	含有大量粗纤维，可促进肠胃蠕动，加快排便，防止便秘	胃虚泄泻者不可多吃；一次不可过多食用茼蒿，以免上火。	40
莴苣	可促进肠道蠕动，帮助大便排泄，有助于调理肠胃、治疗各种便秘	视力弱者、夜盲症者不宜多食；脾胃虚寒、大便溏泻者不宜多吃；女性在月经期间要少吃。	42
西芹	富含粗纤维，能促进体内毒素排出，促进肠胃蠕动，并具有抑菌消炎作用	脾胃虚寒、大便溏薄以及小儿脾弱者不宜多吃；育龄男性需少吃。	52
芥蓝	含有机碱，能促进肠胃蠕动，帮助消化	大量、经常性食用会损耗人的真气，并影响性激素的分泌。	58
雪里蕻	富含膳食纤维，能促进肠胃消化功能，增进食欲，可用来开胃、助消化和改善便秘症状	肠胃功能不全者不宜过多食用；腌制后的头几天不宜食用。	64
辣椒	可促进肠胃蠕动，增进食欲，促进胃黏膜再生，从而降低胃溃疡发病率	痔疮患者、有眼部疾病者、胃肠功能不佳者、各种溃疡症患者、慢性胆囊炎患者和产妇不宜食用。	82
四季豆	具有补肾、散寒、顺气、利肠胃、止呕吐的功效，可用于治疗肾气虚损、肠胃不和、呕逆、腹胀、吐泻	一定要煮熟透后才能食用，否则有中毒的危险。	106
甘薯	含有大量粗纤维，可促进肠胃蠕动，防止便秘，预防胃肠道癌症的发生	不宜食用有黑斑的甘薯，有黑斑的甘薯有黑斑病毒；甘薯不宜和柿子同时食用；不宜多食。	126
黑木耳	所含胶质有清理肠胃的作用，能将残留在人体消化系统内的灰尘、杂质吸附集中起来排出体外	出血性疾病患者和孕妇不宜食用。	176

增进食欲

蔬菜是人体多种维生素和矿物质的重要来源，多吃B族维生素含量丰富的蔬菜可显著增强人的食欲。有些蔬菜含有的挥发性芳香油味道特别，独特的香气可刺激食欲

增进食欲蔬菜	增进食欲功效	食用注意	页码
莴苣	含有莴苣素，可刺激消化酶分泌，增进食欲，对消化功能减弱、烦躁不安者尤其有利	视力弱者、夜盲症者不宜多食；脾胃虚寒、大便溏泻者不宜多吃；女性在月经期间要少吃	42
韭菜	有助于调理肝脏、增进食欲、增强消化功能、杀菌消炎、降低血脂、扩张血管等	消化不良、脾胃虚热者不宜食用；不宜一次食用过多	44
香菜	所含挥发油的特殊香味有健脾开胃的作用，还能起到去腥膻、增味的独特功效	所含芳香精油极易挥发，最好在烹饪过程的最后加入	48
芥菜	腌制后有一种特殊鲜香味，能促进胃肠消化功能，增进食欲，可用来开胃、帮助消化	小儿及消化功能不足者不宜食用，发热、便血者忌食	56
芥蓝	含有机碱，带苦味，能刺激人的味觉神经，增加食欲，还能促进肠胃蠕动，帮助消化	大量、经常性食用会损耗人的真气，并影响性激素的分泌	58
雪里蕻	腌制后的雪里红能促进肠胃消化功能，增进食欲，可用来开胃、助消化和改善便秘症状	肠胃功能不全者不宜过多食用；腌制后的头几天不宜食用	64
椿芽	含香椿素等挥发性芳香族有机物，可健脾开胃、增进食欲	椿芽为发物，慢性病患者不宜过多食用	66
辣椒	可促进肠胃蠕动，增进食欲，促进胃黏膜再生	痔疮患者、有眼部疾病者、胃肠功能不佳者、各种溃疡症患者、慢性胆囊炎患者和产妇不宜食用	82

吃对蔬菜排好毒 第2版

增进食欲蔬菜	增进食欲功效	食用注意	页码
苦瓜	所含苦瓜苷和苦味素能增进食欲，健脾开胃。苦瓜苷和苦瓜中类似胰岛素的物质，都有降血糖的作用	脾胃虚寒者、孕妇不宜食用	98
豇豆	所含的B族维生素能维持正常的消化腺分泌和胃肠道蠕动，抑制胆碱酶活性，可帮助消化，增进食欲	食用过多易腹胀，气滞便秘者不宜食用	110
毛豆	钾含量很高，钠含量极低，可以帮助弥补因出汗过多而导致的钾流失，从而缓解疲劳和增进食欲	对毛豆有过敏反应者不宜食用	112
白萝卜	能促进胃肠蠕动，增进食欲、助消化	脾虚泄泻、先兆流产者不宜食用；不可与人参同时食用	122
竹笋	含有天冬酰胺，使其拥有独特的清香，具有开胃、促进消化、增强食欲的作用，可用于治疗消化不良	宜与谷类或脂肪含量高的食物搭配食用	140
洋葱	含有油脂性挥发物硫化丙烯，具有辛辣味，能抗寒、提神，抵御流感病毒，有较强的杀菌作用，还能刺激消化腺分泌，增进食欲、促进消化	皮肤瘙痒、眼部疾病、肺胃发炎者不宜食用；不可一次食用过多，否则会引起眼睛模糊和胃肠胀气、排气	150
大葱	含有挥发性芳香油和辣素，有抗菌消炎、抵抗病毒的作用，并能刺激消化腺和汗腺的分泌，增进食欲、促进消化、发汗散寒，其葱白部分更是治疗感冒的好食材	有胃肠道炎症，特别是溃疡患者不宜食用；大葱有发汗作用，狐臭患者、爱出汗者不宜过多食用	152
香葱	香葱的挥发油可刺激身体汗腺和消化腺，达到发汗散热、增进食欲的作用	溃疡患者不宜食用，有狐臭、爱出汗者不宜过多食用	154

清热消暑

蔬菜含大量维生素及叶绿素，其性多偏寒凉，不仅能消除油腻，补充人体维生素的不足，还有清凉、解毒、祛火的作用，其中一些苦味蔬菜中含有的氨基酸、生物碱、苷类、微量元素等成分，具有抗菌消炎、解热去暑、提神醒脑、消除疲劳等多种医疗、保健功能。

清热消暑蔬菜	清热功效	食用注意	页码
芥蓝	所含金鸡纳霜成分能抑制体温中枢，有清热解暑的作用	不要大量、经常性食用，会损耗人的真气，并影响性激素的分泌	58
莼菜	黏液中含有多糖成分，有清热解毒、杀菌消炎、防癌抗癌的作用，并能增强身体免疫力	脾胃虚寒、大便溏泻者不宜过多食用，女性经期和孕妇产后忌食	70
蕨菜	所含蕨菜素对细菌有一定的抑制作用，并具有良好的清热解毒、杀菌清炎之功效	脾胃虚寒者慎用，常人也不宜多食	76
西葫芦	性质寒凉，富含水分，有清热利尿、除烦止渴、润肺止咳、消肿散结的功效	脾胃虚寒、大便溏泻者不宜过多食用，更不宜生吃	90
冬瓜	含大量水分，性微寒，是清热解暑的佳果良蔬	脾虚泄泻者、女性痛经者不宜食用	96
扁豆	扁豆花最适合用于祛暑，扁豆衣则有清热祛湿的作用	没有熟透的扁豆不宜食用，容易中毒；腹胀者不宜食用；服用优降宁等单胺氧化酶抑制药物降血压时不宜食用	102
白萝卜	生吃白萝卜生津止渴、清热解毒	生白萝卜性凉，脾虚泄泻、先兆流产者不宜食用	122
茭白	性寒，且含有大量的水分，有止渴利尿和清热解毒的作用，可用于解酒	脾胃虚寒、腹泻者不宜食用	142
豆芽菜	绿豆芽容易消化，有清热解毒、利尿除湿的作用	脾胃虚寒、腹泻者不宜过多食用，与生姜搭配食用，可去寒，烹饪时油盐不宜过多，尽量保持其清淡爽口的特点	168
紫菜	含有一定量的甘露醇，有清热利尿的作用，可辅助治疗水肿	体质偏寒、腹泻者不宜食用	172

缓解酸痛

蔬菜多属碱性食物，可中和引起酸痛的酸，以保持人体内的酸碱平衡。多吃蔬菜能使肌肉的机能得到快速恢复，从而减轻身体的酸痛疲劳感。蔬菜所含B族维生素、氨基酸、糖类、蛋白质和脂肪，对筋骨酸痛等很有疗效。

缓解酸痛蔬菜	保健功效	食用注意	页码
茴香	能刺激胃肠道蠕动，促进消化液分泌，有健胃、行气的功效，有助于缓解痉挛、减轻疼痛	阴虚火旺者、干燥症患者、更年期综合征患者、糖尿病患者不宜食用，否则容易上火	68
豆苗	含维生素C，具有利尿、止泻、消肿、止痛和助消化等作用	宜用于汤肴，与猪肉同食对预防糖尿病有较好的作用	72
辣椒	辣椒中的辣椒素有降血糖、缓解皮肤疼痛、扩张血管、燃烧体内脂肪的作用，还可促进肠胃蠕动，增进食欲，促进胃黏膜再生，从而降低胃溃疡发病率	痔疮患者、有眼部疾病者、胃肠功能不佳者、各种溃疡症患者、慢性胆囊炎患者和产妇不宜食用	82
丝瓜	丝瓜络含木聚糖、甘露聚糖、半乳聚糖等，有镇静、镇痛、抗炎等作用。丝瓜子、丝瓜藤可入药，分别有止血止痛和止咳化痰的功效	丝瓜性凉，脾虚腹泻者不宜食用	92
百合	百合含有丰富的秋水仙碱，迅速减轻炎症，有效止痛，对痛风发作所致的急性关节炎症有辅助治疗作用	风寒咳嗽、脾胃虚寒、大便溏泻者不宜食用	130
豆芽菜	所含天冬氨酸能减少体内乳酸堆积、消除疲劳。大量的维生素C也能对抗引起人体酸痛的自由基	豆芽菜性寒，脾胃虚寒，腹泻者不宜过多食用	168

祛湿消肿

蔬菜富含水分、维生素和矿物质，不但提供必需的营养素，一些蔬菜还具有清热利咽、散淤消肿、利肠通便的作用。

祛湿消肿蔬菜	保健功效	食用注意	页码
芹菜	含有大量的钾可促进人体内钠盐排出，利尿消肿	芹菜性凉，故脾胃虚寒、大便溏薄以及小儿脾弱者不宜过多食用；育龄男子应少吃	28
豆苗	富含维生素C，具有利尿、止泻、消肿、止痛和助消化等作用	宜用于汤肴，与猪肉同食对预防糖尿病有较好的作用	72
黄瓜	富含水分，能清热止渴，利水消渴	黄瓜性凉，脾胃虚寒者不宜食用	86
西葫芦	西葫芦富含水分，有减肥和润泽肌肤的作用。因其性质寒凉，故有清热利尿、除烦止渴、润肺止咳、消肿散结的功效，可用于辅助治疗水肿腹胀、烦渴、疮毒以及肾炎、肝硬化腹水等症	西葫芦性寒，脾胃虚寒、大便溏泻者不宜过多食用，更不宜生吃	90
冬瓜	所含胡芦巴碱能促进人体新陈代谢，有利尿作用	脾虚泄泻者、女性痛经者不宜食用	96
扁豆	扁豆花最适合用于祛暑，扁豆衣则有清热祛湿的作用	没有熟透的扁豆不宜食用，容易中毒；腹胀者不宜食用；服用优降宁等单胺氧化酶抑制药物降血压时不宜食用	102
海带	海带中含有大量的甘露醇，有利尿消肿的作用，可防治肾功能衰竭、老年性水肿、药物中毒等	海带性寒，体质偏寒、脾虚腹泻者不宜过多食用；海带含碘量非常高，孕妇不宜过多食用，否则会影响胎儿的甲状腺发育	170

缓解腹泻

许多蔬菜由于有促进肠胃蠕动、利便的功效，腹泻患者不宜食用或不宜多食，但也有些蔬菜对于腹泻症状能起到很好的缓解作用。

止泻蔬菜	止泻功效	食用注意	页码
四季豆	具有补肾、散寒、顺气、利肠胃、止呕吐的功效，可用于治疗肠胃不和、呕逆、腹胀、吐泻	一定要煮熟透后才能食用，否则有中毒的危险	106
芋头	富含果胶，有助消化，还有止泻的作用	芋头中的黏液会刺激咽喉，需煮熟透后再食用；芋头不可与醋搭配食用	132
莲藕	含有较多的单宁，单宁具有杀菌消炎、健脾止泻的作用	生莲藕性寒，体质虚寒、脾虚泄泻者不宜食用；煮熟透后才可食用；产妇不宜过早食用	138

缓解咽喉肿痛

我国传统医学认为，咽喉肿痛多半是由外感风热之邪，或因肺胃郁火上冲，或由阴虚火旺所致，故在饮食方面宜吃具有散风清热、生津利咽作用的食物。清淡多汁的各种新鲜蔬菜是清泻肺热胃火、养阴降火的最佳食物。

利咽蔬菜	利咽功效	食用注意	页码
圆白菜	富含维生素C，能有效缓解咽喉肿痛	脾胃虚寒、腹泻以及小儿脾弱者不宜多吃，腹腔和胸外科手术后、胃肠溃疡出血特别严重时及肝病时不宜食用	38
莼菜	莼菜黏液中有多糖成分，有清热解毒、杀菌消炎的作用	脾胃虚寒、大便溏泻者要少吃，女性经期和孕妇产后忌食	70
丝瓜	丝瓜络含木聚糖、甘露聚糖等，有镇静、镇痛、抗炎等作用	脾虚腹泻者不宜食用	92
荸荠	荸荠含有黏液质，有生津液、化痰润肺的作用；荸荠中有一种叫荸荠英的物质，是天然抗生素	脾肾虚寒、大便溏泻者和孕妇不宜食用；不宜生吃	146

养肝

精典蔬菜	功　效	页码
大蒜	含有较多的微量元素硒，有清除毒素、抑制肿瘤细胞生长的作用，减轻肝脏的解毒负担，保护肝脏，预防癌症	156
荠菜	荠菜酸是有效的止血成分，适合于慢性肝病有鼻出血、齿龈出血等症	46
圆白菜	所含微量元素钼能抑制致癌物亚硝胺的合成，所含果胶及大量粗纤维能促进排出肠内毒素，减轻肝脏负担	38
蘑菇类	所含多糖有解毒、保护肝脏、增强免疫力、抗肿瘤的作用，且富含优质蛋白质	178~190
黑木耳	所含多糖可增强免疫力，胶质有助体内毒素的排出	176
海带	所含甘露醇与碘、钾、维生素B_3等协同作用，对防治慢性肝炎有较好的效果。所含胶质有助排出体内的放射性物质	170
百合	所含秋水仙碱具有抗肝纤维化和肝硬化作用，所含百合多糖还能增强免疫力	130
胡萝卜	所含大量胡萝卜素进入人体后，其中的50%变成维生素A，有补肝明目的作用	120
番茄	有清热解毒的功效，所含番茄红素还能预防肝癌，果胶能减少脂肪吸收，有助脂肪肝的治疗	84
冬瓜	清热解毒、消水肿。所含丙醇二酸和胡芦巴碱都能抑制糖类转化为脂肪，是辅助治疗脂肪肝的良蔬	96
黄瓜	所含苦味素能提高免疫力，抗肿瘤，可治疗慢性肝炎和迁延性肝炎，能延长原发性肝癌患者的生存期。所含丙氨酸、精氨酸和谷胺酰胺对肝病患者，特别是对酒精性肝硬化患者有一定辅助治疗作用	86
莼菜	所含维生素B_{12}是细胞生长分裂及构成神经细胞所必需的成分，可用于防治肝炎及肝硬化等病症	70
西葫芦	清热利尿、消肿散结，可用于辅助治疗肝硬化腹水。所含干扰素诱生剂可刺激人体产生干扰素，提高免疫力，抗病毒、抗肿瘤	90
山药	近年研究发现其具有镇静作用，可来抗肝昏迷	124
茭白	能退黄疸，对于黄疸型肝炎有益	142
空心菜	其粗纤维中的木质素有杀菌消炎作用，帮助肝脏解毒	50
慈姑	含有多种生物碱，有防癌抗癌肿、解毒消痈的作用	148

护心

精典蔬菜	功效	页码
蘑菇类	香菇、口蘑等蘑菇类蔬菜，都有很好的降胆固醇、预防动脉硬化的作用	178~190
黑木耳	有种能阻止血液凝固的物质，可以预防血栓形成，有防止动脉粥样硬化和冠心病的作用	176
银耳	银耳多糖是血管的"清道夫"，对心脑血管疾病患者尤为有利	174
茄子	含有丰富的类黄酮，能使血管壁保持弹性，防止微血管破裂出血，使心血管保持正常的功能，有助于防治高血压、冠心病、动脉硬化和出血性紫癜	88
紫菜	所含的多糖可显著增强人体免疫功能，并能降低血清胆固醇的总含量	172
菜花	含有较多的类黄酮，是最好的血管清理剂，能够阻止胆固醇氧化，防止血小板凝结成块，降低心脏病和中风的发病率	160
黄花菜	维生素B_3的含量较丰富，有显著降低血清胆固醇的作用	164
荠菜	含有乙酰胆碱、谷甾醇和季胺化合物，不仅可以降低体内胆固醇和甘油三酯的含量，而且还有降血压的作用	46
番茄	番茄红素是优良的抗氧化剂，能清除人体内的自由基，预防心血管疾病	84
玉米	较多的不饱和脂肪酸，对心脑血管病人十分有利	100
山药	所含黏液蛋白有阻止脂肪在血管壁沉积和降血糖的作用，对心脑血管疾病患者十分有利	124
甘薯	日本东京大学对130种食物抑制胆固醇的功效进行研究，发现甘薯的作用是其他食物的10倍	126
土豆	含有较多的黏液蛋白，可预防血管脂肪沉积，保持血管的弹性，有利于预防动脉粥样硬化的发生，并能保持消化道润滑，保护内脏	134
魔芋	对胆汁分泌有影响，防止人体对胆固醇的过度吸收，促进其排泄，并能有效地干扰癌细胞的代谢功能	136
洋葱	所含前列腺素A有扩张血管、降低血液黏度的作用，可降血压、能减少外周血管和增加冠状动脉的血流量，预防血栓形成	150
大蒜	辣素有降低胆固醇、调节血压的作用，可抑制血栓的形成和预防动脉硬化	156

健脾

精典蔬菜	功　效	页码
山药	含有淀粉酶、多酚氧化酶等物质，有助于脾胃消化吸收	124
南瓜	中医认为南瓜有祛除脾脏水湿的作用。南瓜中丰富的钴能促进人体的新陈代谢	94
茼蒿	含有特殊的挥发性精油，有消食开胃、提神顺气的作用	40
韭菜	含有挥发性精油、硫化物、蒜素，使其散发出独特的辛香气味，有助于调理脾胃、增进食欲、增强消化功能	44
香菜	含有许多挥发油，它的特殊香气就是挥发油散发出来的，这些特殊香味能刺激消化腺，有健脾开胃的作用	48
椿芽	所含香椿素等挥发性芳香族有机物，可健脾开胃、增进食欲	66
茴香	茴香油能刺激胃肠道蠕动，促进消化液分泌，有健胃、行气的功效，有助于缓解痉挛、减轻疼痛，还有抗菌消炎作用	68
洋葱	鳞茎和叶子中含有一种油脂性挥发物硫化丙烯，具有辛辣味，有较强的杀菌作用，还能刺激消化腺分泌、增进食欲、促进消化	150
大葱	所含挥发性芳香油和辣素有抗菌消炎、抵抗病毒的作用，并能刺激消化腺和汗腺的分泌，增进食欲、促进消化	152
香葱	所含挥发油可刺激身体汗腺和消化腺，达到发汗散热、增进食欲的作用	154
生姜	所含辣味成分姜酮、姜醇、姜酚具有一定的挥发性，能加速血液循环，刺激胃液分泌，帮助消化	158
冬瓜	所含胡芦巴碱能促进人体新陈代谢，祛除脾脏水湿	96
苦瓜	所含苦瓜苷和苦味素能增进食欲，健脾开胃	98
莴苣	含有莴苣素，略带苦味，可刺激消化酶分泌，增进食欲	42
白萝卜	所含芥子油能促进胃肠蠕动，增进食欲、助消化	122
竹笋	含有天冬酰胺，使其拥有独特的清香，具有开胃、促进消化、增强食欲的作用，可用于治疗消化不良	140

润肺

精典蔬菜	功　效	页码
百合	富含黏液质，有润肺止咳平喘和润泽皮肤的功效	130
银耳	有润肺生津液的作用，可用于肺虚干咳和各种干燥病症的治疗	174
莼菜	黏液有清热解毒、杀菌消炎、防癌抗癌的作用，并能增强机体免疫力	70
番茄	富含果胶，对肺部有滋润效果。番茄红素是优良的抗氧化剂，能减少肺部炎症	84
西葫芦	富含水分，性质寒凉，有清热利尿、除烦止渴、润肺止咳、消肿散结的功效	90
丝瓜	有镇静、镇痛、抗炎等作用，丝瓜子、丝瓜藤可入药，分别有止血止痛和止咳化痰的功效	92
冬瓜	含有大量水分，性微寒，清热解暑，可用于肺热咳嗽的辅助治疗	96
白萝卜	生吃白萝卜生津止渴、清热解毒。熟吃白萝卜可顺气消食、补脾化痰	122
芋头	含有一种黏液蛋白，可促使人体产生免疫球蛋白，提高机体抵抗力，对抗肺部炎症以及肺燥干咳等病症	132
土豆	含有较多的黏液蛋白，对肺部有滋润效果	134
莲藕	富含黏液蛋白，可滋润肺部，清除肺热	138
荸荠	含有黏液质，且质嫩多汁，有生津液、化痰润肺的作用	146
蘑菇类	特别是香菇、草菇，多糖成分有助增强肺部功能，预防肺癌	178~190
山药	含有黏液蛋白，滋润肺部，可用于治疗肺虚咳嗽	124

补肾

精典蔬菜	功　效	页码
韭菜	有"起阳草"之称，性温、味辛，暖肾补肾，常用于阳痿、遗精、早泄等病症的辅助食疗	44
椿芽	含有与性激素相似的物质，且含有较多的维生素E，有"助孕素"的美称，抗衰老和滋阴壮阳的功效卓著	66
茴香	性质温热，有温肾暖肝、散寒止痛的作用	68
南瓜	种子中的脂类物质对泌尿系统疾病及前列腺增生具有良好的预防作用	94
四季豆	有补肾、散寒、顺气的功效，可用于治疗肾气虚损	106
牛蒡	所含牛蒡苷和牛蒡酚有抗肾炎活性，能有效地治疗急性进行性肾炎和慢性肾小球肾炎	128
洋葱	含有前列腺素A，是一种存在于精液，使平滑肌兴奋的物质，有助孕作用。且其含有挥发性辣味成分，促进血液循环、温暖肾脏	150
大蒜	所含的肌酸酐是参与肌肉活动不可缺少的成分，且有助精液的生成，可使精子数量大增	156
茄子	含有丰富的类黄酮，能使血管壁保持弹性，含有较多的维生素E，可改善血液循环，对防止肾动脉硬化很有好处	88
海带	含有甘露醇，具有良好的利尿作用，可治疗肾功能衰竭、药物中毒、肾病发生的水肿等。还含有海藻酸，使人体内过多的盐排出体外，对肾病有独特的预防作用	170
豇豆	有益肾精，可用于肾虚遗精的辅助食疗	110

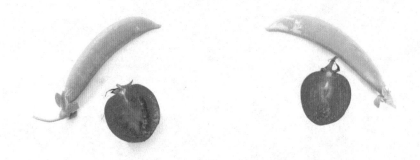

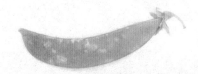

五脏排毒时间表

五脏之心排毒——

21:00～23:00

"心"统管全身的"脉管系统",包括静脉、动脉和淋巴系统。每天的21:00～23:00是人体全身脉管系统的排毒时间,你应该让自己尽量保持安静,酝酿睡眠,这样不但能顺利地完成"心"的排毒工作,也能为之后其他器官的排毒奠定良好的基础

五脏之肾排毒——

23:00～1:00

肾脏是体内最重要的排泄、内分泌器官,当血液流经肾脏时,代谢废物、部分水和矿物质在肾脏形成尿排出体外。肾脏一旦有了损伤,代谢废物不能被及时排出,人体就好想被浸泡在大毒缸里了。晚间23:00～1:00就是肾脏的排毒时间,这时你应该熟睡,否则会增加肾脏负担,第二天早上你就会发现自己从上到下都是肿肿的

五脏之肝排毒——

1:00～3:00

肝脏是人体内脏里最大的器官,它能控制和调节人体内各种物质的代谢,使所有器官都能顺利地工作。更重要的是,肝脏具有分解酒精等有毒物质的功能,是人体的"解毒中心"。凌晨3点以前正是肝脏的休整时间,这个时候休息不好,就容易影响肝脏的排毒,对女性伤害最大,俗话说"肝好的女人更漂亮"

五脏之肺排毒——

3:00～5:00

在有节律的一呼一吸之间,肺调节全身之气的升降出入,协调各脏腑器官气的交换。咳嗽的人如果在凌晨3点以后还没入睡,咳嗽就会更加严重,这是"肺"在抗议了。而且中医认为"肺主皮毛",此时如果失眠缺失,对皮肤的损伤也是最大的

五脏之脾胃排毒——

5:00～7:00

良好的睡眠能让人早起,凌晨5:00～7:00大肠开始排毒,是最佳的如厕排毒时间

最佳早餐时间在7:00

早上7:00～9:00是小肠大量吸收营养的时候,所以在此时吃早餐是最好的

附录 2 按拼音快速查找蔬菜

B		
白萝卜	小人参	122
百合	止咳良药	130
荸荠	地下雪梨	146
扁豆	健脾和胃素补佳品	102
菠菜	维生素的宝库	26
C		
菜花	穷人的医生	160
蚕豆	绿色牛奶	108
草菇	放一片，香一锅	184
椿芽	助孕素	66
莼菜	水中抗癌菜	70
慈姑	救荒本草	148
D		
大白菜	百菜之王	36
大葱	提神配菜	152
大蒜	天然抗菌素	156
冬瓜	白玉珍藏	96
豆苗	美肌圣品	72
豆芽菜	清心养身	168
F		
番茄	抗癌又养颜	84
G		
甘薯	抗癌明星	126

芦笋	全面抗癌	144
M		
马齿苋	天然抗生素	60
毛豆	女人恩物	112
魔芋	瘦身魔力宝贝	136
N		
南瓜	植物界最大的浆果	94
牛蒡	媲美人参	128
P		
平菇	素中鲍鱼	186
Q		
荠菜	菜中甘草	46
茄子	血管卫士	88
芹菜	天然降压药	28
S		
山药	养胃宰相	124
生菜	最适合生吃	54
生姜	止呕抗衰	158
丝瓜	美人蔬	92
四季豆	止呕良蔬	106
T		
茼蒿	植物营养素	40
土豆	地下苹果	134
W		
娃娃菜	抗癌佳品	74
豌豆	高纤绿宝石	104

莴苣	千金菜	42
X		
西葫芦	最佳美容品	90
西蓝花	蔬菜皇冠	162
西芹	肠胃清道夫	52
苋菜	补血良菜	62
香菜	佐味佳蔬	48
香葱	调味圣品	154
香菇	山珍之王	178
小白菜	吃出水灵	34
雪里蕻	腌菜珍品	64
Y		
洋葱	杀菌能手	150
银耳	长生不老药	174
油菜	美肤良菜	30
油麦菜	富矿生食菜	32
玉米	皇冠上的珍珠	100
芋头	补虚佳品	132
圆白菜	治胃病的良药	38
芸豆	咸甜两吃	114
Z		
榛蘑	东北第四宝	190
竹笋	油脂杀手	140
紫菜	海洋黑金	172

图书在版编目（ＣＩＰ）数据

吃对蔬菜排好毒 / 林素菊编著；卞嘉茗修订. --2版.
--北京：中国纺织出版社，2014.6（2023.6重印）
ISBN 978-7-5064-9640-7

I. ①吃… II. ①林… ②卞… III. ①蔬菜—
食物养生－菜谱 IV. ①TS972.161

中国版本图书馆CIP数据核字（2014）第036038号

责任编辑：卞嘉茗　　责任印制：何　艳
装帧设计：水长流文化

中国纺织出版社出版发行
地址：北京市朝阳区百子湾东里A407号楼　邮政编码：100124
销售电话：010-87155894　传真：010-87155801
http://www.c-textilep.com
E-mail: faxing@c-textilep.com
官方微博 http://weibo.com/2119887771
大厂回族自治县益利印刷有限公司印刷　　各地新华书店经销
2011年7月第1版　2023年6月第6次印刷
开本：710×1000　1 / 16　印张：15
字数：247千字　　定价：78.00元

凡购本书，如有缺页、倒页、脱页，由本社图书营销中心调换

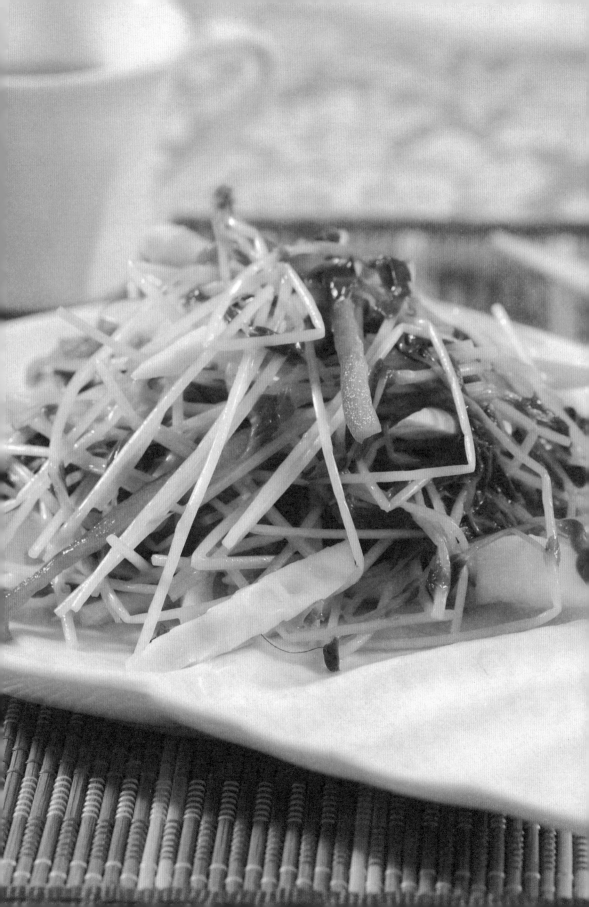

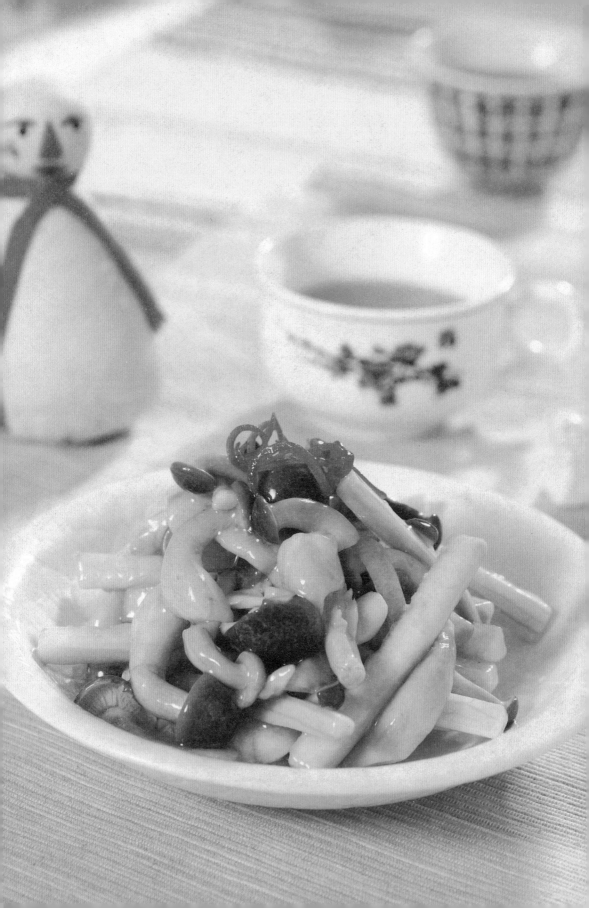